目 次

病（なやみ）があるからこそ
人よりも工夫して強くならねばならない

是非お読み下さい

序　I

“ その生活が病気を作っていく”

1　治療はつかの間の休憩に過ぎない。治療していても同じ生活をしていると、また同じ病が起こります。年と共に更に重症化し、頭や体の病気の種類も加速的に増えてしまいます。また、治療回数が増え過ぎることが副作用を出すことになり、治療が行き詰まることにも繋がります。

2　人間（動物）は、元来、喋ったり、動いたり、走ったり出来るように生まれてきています。しかし、それらの機能は、使っていなければダメになってしまいます。

例えば、人はたった２週間全く運動しなければ、厳密に申せば総合判断が狂ってしまいますし、指はたった20日間ギブスをはめているだけで、その指は動きにくくなってしまいます。

また、宇宙旅行を２～３ヶ月して骨に重力という刺激がかからなければ、骨ももろくなってしまいます。

膝が痛いと言って、歩行や活動が減ってしまいますと、頭の働きも体の動きも体全体がだんだん弱ってしまい、次々と病気が増えてしまいます。体の各所の運動があってこそ、頭の各所の働きも活発になるんだということをお忘れのないように。

膝が悪い人は、悪いからこそ、痛みの出ない運動を、また、痛みの出ないようにして、人よりも工夫して、何十倍もする気迫で頑張らないと、頭の働きや体の動き、体全体が弱ってしまいます。運動をする気のない人は、この次生まれてくる時は、スギの木になって生まれてきてください。植物は運動しなくても屋久杉のように立派に大きくなれますよ。

3　IPS細胞を使う病気にならないように、IPS細胞を使う子供を作らないように、常に病気を治すことだけでなく、“二度と病気にならないようにするにはどうしたら良いか”ということを、真剣に考えてみましょう。

序　Ⅱ

以下、序Ⅰの考えの元にアレルギー疾患（花粉症、喘息、アトピー等）を一例として、お話してみましょう。

1　**アレルギー性疾患は学者の考え方としては遺伝であるから、治らない病気ということになっています。**

しかし、**喘息の人が**、いつでも、喘息を起こしているわけではないですよね。どういう時に起こして、どういう時に起こらないかを研究し、いつも起こらないように生活すれば一生起こらなくてすむわけです。

①　喘息は小さい子供の頃と老人、即ち体の弱い時代に多いということは、重要な意味があります。すなわち、体力がない時、また、気迫のない時に、病（なやみ）がでるということです。ですから、いかにして強くなるかということが最も重要となります。

②　アレルギー性疾患はホルモン涌出不足症です。**アレルギー性疾患はご自身のホルモンの出具合に大変関係します。**

自分が元気になるほどホルモンはたくさん出ます。例えば、1億円当たったとしたら、くしゃみ・鼻水・鼻づまりも無くなってしまいますし、また、冷たいご飯もおいしく食べられるでしょう。すなわち、嬉しいことがあると、唾液ホルモン、胃液ホルモン、胆汁ホルモン、膵臓ホルモン、血圧が上がり脈も呼吸も増やすホルモン、即ち、カテコラミンなど、全て増加してくるということです。

しかし、一旦嫌なことが起こると、例えば、親が亡くなりましたら、そのとたん、おいしいご馳走も「明日にします」という感じになりますね。要するに全身のホルモンが出にくくなってしまうわけです。楽しくして、副腎皮質ホルモンをはじめとする種々のホルモンを潤沢に出るようにすれば、アレルギー症状が消えてしまいます（別冊：アレルギー症状は花粉よりも貴方の元気さで決まるをお読みください）。しかし、1億円などというものは一生に一度も当たらないでしょうし、また、当たったとしたら人生が狂ってしまいますので、**毎日をいかに元気に楽しく心も体も強く鍛えていくか**ということがたいへん大切になります。

③　寝ないで運動をしても余計に疲れになりますし、朝食も食べないで運動をしてもへばってしまいます。

お相撲の白鵬さんは12時間も寝て相撲に励んでおられるそうです。しかし高橋尚子さん、野口みずきさんをはじめ、マラソン選手の方々は練習に力が入りすぎて、また有名になると、テレビ局のインタビューの光を寝る前に浴びるなどして寝るべき時に寝れずに、睡眠が浅くなり熟睡していないらしく成績が上がりませんでした。（後述：寝るコツ参照）。H20年の北京女子マラソンでは、日本選手3人のうち2人が足が痛くて走れませんでした。残りの1人もメダルはありませんでした。また、平成24年のロンドンでの女子マラソンは10位に入った人もいませんでした。本番で筋肉の疲労が見られる人が多いようです。**練習を増やすなら、疲れも増えますので寝るべき時に寝て睡眠も増やさないといけません。**

2　寝不足をして、あくる日ニコニコ元気でいることはできませんよね。肉体的に無理になります。毎日ニコニコできてこそ、幸が来るというものです。

3　朝ごはんもパンとコーヒーぐらいでは午前中に脱水がきたり、疲れ易く、元気がなく、めまい・ふらつき・頭痛を起こし易くなります。また、心も体も鼻、口腔粘膜もへばってしまいます。鼻咽喉頭などの気道粘膜が乾燥し、**吸気の浄化作用がうまくできなくなります**。呼吸器系の病も、消化器の機能が充分働いていないと、インフルエンザウィルスも花粉等の抗原もその他の微粒子も外に排出できません。ちょうど汽車も石炭だけで動くわけでなく、水蒸気を出す水を必要とするのとよく似ています。気道からどんどん水蒸気が常に出ている状態にしないと、気道が乾いてしまいます。即ち一日の活動を始める直前の朝食をしっかりおいしく食べることが重要です。その為には、当然、**夕食が遅ければ朝はおいしく食べられません**。夕食は早く食べ、寝易い食事にせねばなりません。ですから昔の人やお寺のお坊さんのように、太陽と共に生活し、夕食が5時、寝るのが8時、起きるのが4時、そしてスポーツドリンクでも飲みながら、ジョギングをして汗をかき、お湯でシャワーをし、5秒ほど水をかぶる。

そして寝る前のお風呂も最後に水を5秒ほどかぶるように3ヶ月も鍛えれば風邪も引かず、喘息も起こらなくなってくるわけです。現在もお寺さんの鐘は、夕5時、朝5時になっていますよ。

早夕食、早寝、早起き、朝ごはん、そして運動してお湯でシャワーして最後に水をかぶる。これ出来たら最高。

4　体のどこもが強く元気に無為萎縮を起こさないようにするためには、常に**頭のてっぺんから足の先まで運動が必要**となります。

右利きは左手が弱いのは、左手の方が良く使われていないからです。それと同じように、呼吸困難が続いて長期間に渡り気管切開をしていた場合、治って気管切開部を急に塞ぐと鼻が使われていなかった為に、鼻からの呼吸機能が衰えてしまっていますので、鼻からは呼吸ができずに、窒息死します。また、口を開いて寝ている人は、普通の人より鼻を使っていないために、ますます鼻が弱くなっていきます。ですから、常に、体の弱いところを鍛えてこそ、病が無くなるというものです。

アレルギーのある人の90%以上の方が、**口を開いて寝ておられますので、**鼻が怠け者になって弱くなっています。**口に、かぶれない絆創膏（カブレステープ）を貼って寝る**ようにして、使っていない鼻を鍛えるのも大変良い方法ですし、さらに良くするには、口に水を含んでこぼさずに飲み込まずに、**鼻だけで息をして毎日走り、弱い鼻を鍛えること**です。

5　**現在、喘息治療には吸入ステロイドを延々と行いなさい**と学者は唱えていますが、吸入ステロイド治療は、気管支に入ってきた抗原（花粉）を気管支内で反応を起こさせないように、ステロイドをいつも気管支内に吸入しているだけで、花粉等の抗原を気道内に入れないようにしている訳ではありません。従って、いつまでも終わりが来ません。しかも、気管支狭窄部より奥には、吸入薬は届きません。長期のステロイド吸入による副作用も増加します。

抗原（花粉等）が気管支に入ってこないようにするにはどうしたらよいかということが最善の治療法ではないでしょうか。

6　アレルギーは炎症です。

①　炎症にもっとも効果のある薬はステロイドです。このことは誰も否定できません。ステロイドは、元来皆さんの体からいつでもたくさん出ているホルモンの一種であり、全ての体の機能はホルモンによって支配作動されています。唾液ホルモン、胃液ホルモン、胆汁ホルモン、膵臓ホルモンを始めとして、高血圧はレニンやカテコラミンといったホルモンによって、糖尿病はインシュリン、甲状腺は甲状腺ホルモン、今や肥満もアディポネクチンというホルモンによって作用されていることが分かってきました。脳のホルモンも、セロトニン（不足がうつ病）、アセチルコリン（不足がアルツハイマー病）、ドーパミン（不足がパーキンソン病）等有名になってきました。

②　しかも、**ホルモンは体からすぐ無くなってしまいます**から、体は**毎日毎日、体の各所をうまく作動させるために、種々ホルモンを産出して常に体の各所を動かしている**わけです。ホルモンが体に残留して蓄積していくことがあれば、次に脳からの指令が間違いを起こします。
したがって、ホルモンというものは体に残らないようにできているものなのですから、人工物質より安全性が遥かに高いわけです。
　副作用は、3ヶ月以上与え続けると自分で産出する力が弱まってしまうことです。

③　体内から出るホルモンを、ただ怖がっているだけではだめです。毎日毎日何ヶ月も使用することは注意を要しますが、1～2週間の短期間治療でステロイドを上手に使うのが大切なコツとなります。
ホルモンの中でステロイドとカテコラミン（ホルモン）だけが、ショックを助ける薬です。どの薬も長所と短所をしっかり理解しその長所を上手に利用するようにして、QOL（生活の質）を良くすることが大切です。

④　喘息時や花粉時にケナコルト（ステロイド）注射を1回すると、本人の病気に対する不安感を完全に**取り除き、後日、及び後年、治療を激減させることが出来ます**。このように、一度不安感をしっかりとることがとても大切なことなのです。**1ヶ月以内のホルモン治療であれば**、まず、**問題はありません**。世界的には3ヶ月以内のステロイド治療副作用は問題視され

ていません。

⑤ しかし、あくまでもステロイド治療をする限り生活を改善することが前提条件です。投薬に甘えてしまってはいけません。ドラ息子のようになりませんように。

⑥ アレルギー疾患時に、漢方薬が効かなかった時は、年に一度はステロイドを使って治療し早く気道とご自身を元気にしましょう。長くだらだらと症状が続く方が副作用が残ります。
"体にステロイドが増えれば、症状がこんなに良くなるのか"ということをしっかり実感して頂いて、今度は自分自身の体の中からこのホルモンが出るように、**生活を大改革しなければなりません。**そして、治療しなくて済む人間になって下さい。少なくとも、治療期間が短くて済む人間になってください。

⑦ 鼻と体を元気にして、口からではなく、鼻からきれいな湿り気のある空気を、気管支に送るようにしてあげることが、花粉症や喘息の最善の治療です。

7 通年性アレルギー性鼻炎の方も、生活改革をすれば、年中起こることは決してありません。

8 特に子供さんは、たくましい大人に育て上げることが最も重要です。

① アサワ医院来院のアレルギーの子供さんは、**1回目はしっかりとした治療を1～2週間かけてします**が、治療したその日から生活改善していただきます。2回目からは生活改善をしていない方は、一切治療いたしません。と親御さんに申しております。
生活改善をすれば、病気もしませんので治療も要らなくなります。そして、たくましい大人に仕上がります。たくましい大人に仕上げること以上に親御さんが子供さんに贈れる最高のプレゼントはありませんよ！

② **子供さんに1回ステロイド注射をしても、**以後早夕飯・早寝して、睡眠を充分とって、朝食をしっかりと噛んで食べて、水泳等の運動を毎日、3ヶ月以上行えば、風邪もひかなくなり、喘息の治療はいらなくなります。

そして、3年以上バスケットやバレーボールといった陸上の運動をしっかり行って下さい。たくましい大人に育ちます。

③　ステロイドが成長に及ぼす影響をエビデンスでステロイドを投与した群としない群とを比較すればステロイド投与群はもともと生活習慣も悪く、喘息の重症の人が多いわけですから、ステロイドを投与しなくても成長が悪いわけです。したがって、ステロイド投与群の成長が悪いと出て来るのは当たり前のことです。

④　ですから、ステロイドを1回だけ使って即生活を改善すれば、**たった1ヶ月間の**成長不全をすぐに取り戻し、私より身長が伸びた人がいくらでもいるということです。逆に効果の無かった子は、一人もいないということです。

効果のある治療を同時に、強力に行い、**治療を1～2週間内の短日時で終わらせ**て、睡眠をよくとった上で運動を行う方が、発育にはより良い効果があること間違いなしです。

⑤　上記のことを3ヶ月間守れば、その効果がはっきりと分かります。

子供の頃にバレーボールとかバスケットボール等の運動を、睡眠を充分とって、毎日4時間以上3年間余り行っておけば、大人になっても喘息等で悩むことはたいへん少なくなります。仕事も他の人に負けない体になっています。

気管支拡張像やピークフローを比べてみれば明らかです。

⑥　いつまでも喘息ばかり起こし、運動も出来ずに大人になったらどうなると思いますか？

小学校に上がるまでに、親子ともども、体を鍛えるために泣きながら頑張ってこそ、嬉し涙が出るというものです。

9　年に1～2回のステロイド注射を悪く言う人は、感情的に、また抽象的に想像で言っているだけで、具体的なデータがありません。どの薬も使い方によって薬にもなり、毒にもなります。薬も食べ物もそういうものです。毒の強い薬ほど、使い方によって非常に効果的な薬になり得るということです。
しかも何よりもいけないことは、体全体を総合的に見ていないことと、その人の一生をみていないということです。本文は抽象的な話でなく、具体的にデータもお示しして説明解説させていただきます。

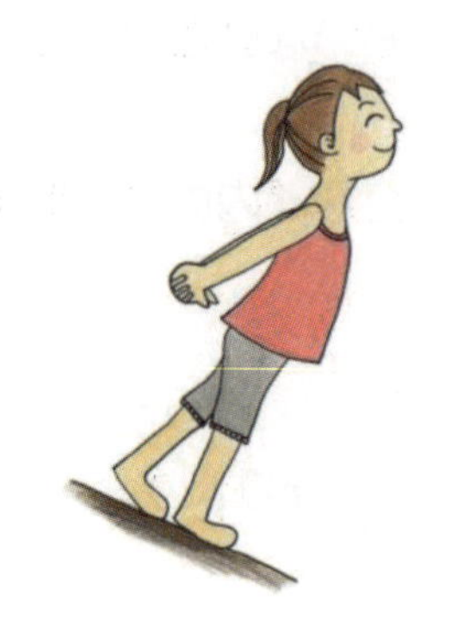

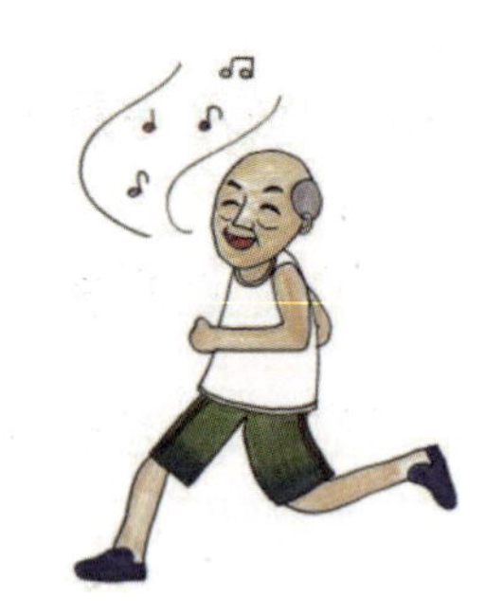

生活改革をして
花粉症も喘息も短い日々で終わりにし、
ステロイド吸入療法も早く終わりにして、
今までより楽しい日々が増えますように!

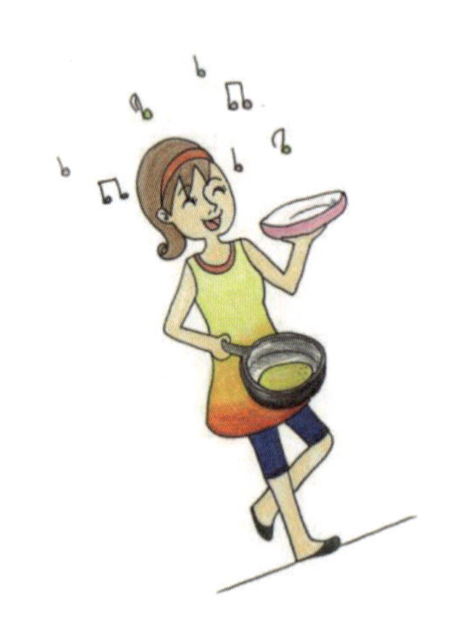

ところで、あなたは、どのように
子供さんを、お育てになられましたでしょうか？？

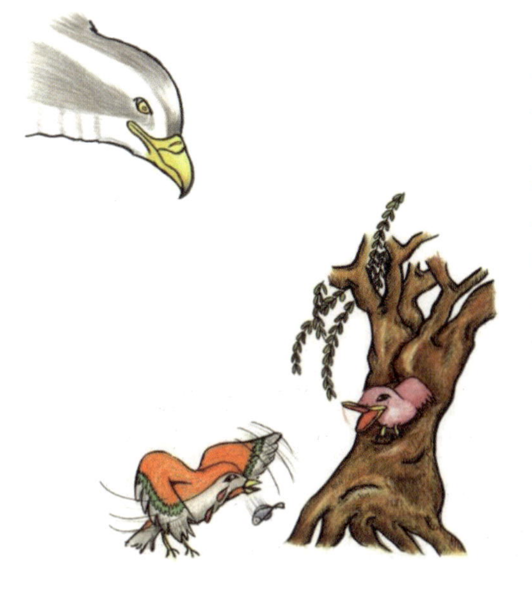

親鳥はある時からヒナにエサを与えません。それは「いつまでも親からエサをもらっていたら、鷹があなたを見つけて食べに来るよ！そらっ！悪魔からすっと逃げられるように、早く早く飛び立ちなさい！」と親鳥は涙を流しながら、ヒナにエサを与えず我慢をするのです。

この親鳥の精神は魚の時代から人間の時代まで36億年、動物全ての遺伝子の中に組み込まれているのです。
“早く強く、賢くなれ”と。

第１章

人間は、いかにすれば強くなるかを理解するために

1　あなたの祖先は強かった

（1）実は人間の祖先は海の中でまず、たんぱく質ができ、単細胞ができ、アメーバ、そしてヒドラなど、口から食べ物を入れて口から出す動物になってきました。それが腸になり、さらに腸管全体の作業動作が上手く出来るように、神経ができてきて、脳もできました。ですから、お腹の調子が悪いと、脳が興奮しますし、脳が興奮していると、消化不良を起こします。このように、腸と脳には非常に強い関係があります。

あなたの祖先は、海の中で蛋白質だった

“生物の発生機序”

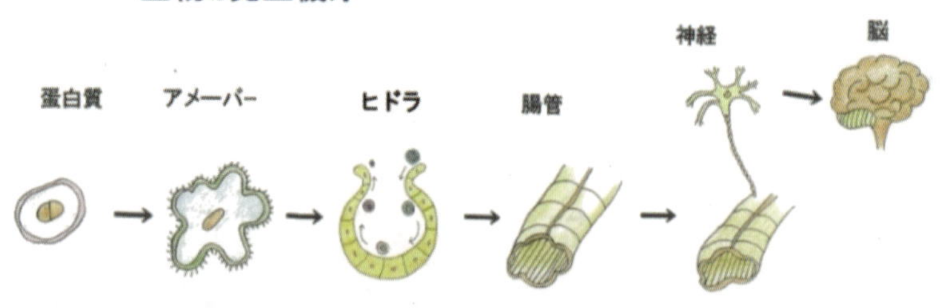

※ お腹がおかしいと脳（心）もおかしくなる

※ 腸⇒各臓器機能を調整している

（2）自分の体を分裂させて、増殖しているうちに、卵を産む動物ができてきました。しかし海の中は地獄絵です。一度に何万と卵を産まねば子孫を残せません。小さい魚は中くらいの魚に食べられ、中くらいの魚がさらに大きい魚に食べられる世界で、皆さんの祖先は子孫を残すために、数十億年間1回も食べられずにうまくしのいだわけです。

“海中の時代”・・・・そこは“地獄絵”
一秒一瞬も油断せずに
36 億年間あなたの祖先は順次生き伸びてきた

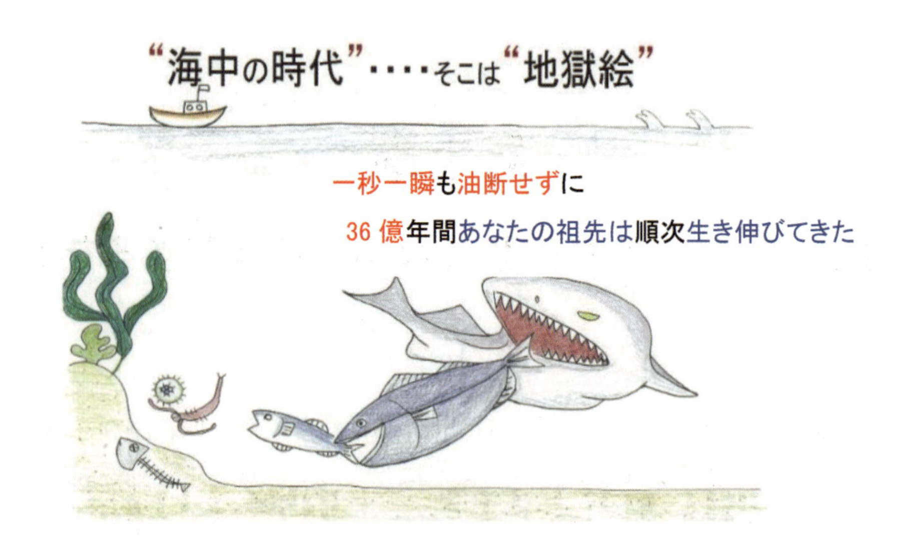

※赤ちゃん魚ほど、早く、強く、賢くならねば生きていけなかった

※神様は、「弱い、賢くない生物は地球に居なくて結構です」と
　言っているのですよ！

（3）いつまでも海の中で卵を産んでいると、他の魚に食べられる率が無限に高いので、例えば、数の子は無数の卵のうち2匹だけ成魚になれば子孫は減りませんので、魚が年々増えていないことを考えれば、何億個の卵のほとんどは食べられてしまっているわけです。ですから、賢くなった魚は、

こんな地獄の海の中では卵も産んでいられないと

賢い魚と亀は岸辺や浜辺に産卵

“陸上生活へと移行する生物”

それが、28日生理←月周期と一致
（大潮）
満潮時
干潮時

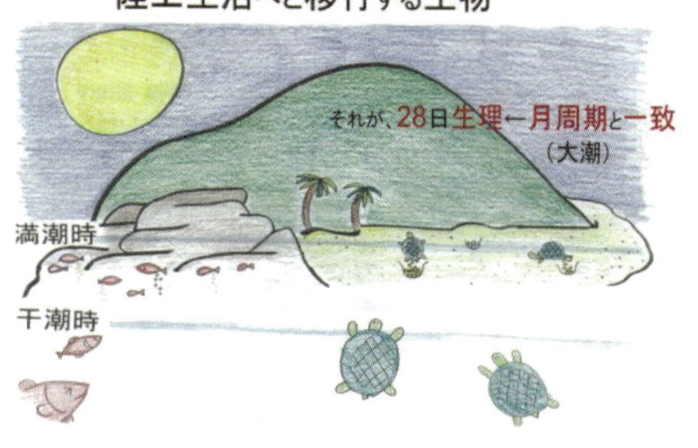

海面が一番上昇する大潮の時に岸辺に卵を産むようになり、亀は砂の中に卵を産みました。そして次の大潮のときに、一斉に孵化します。　そうしますと、産卵から孵化までの期間、即ち大潮から次の大潮の間は海面が低く敵が侵入出来ないので、敵からの安全度が高まって、子孫生存率が向上したわけです。おそらくこの遺伝子があるために、女性の生理が28日で月の周期に一致していると思われます。こうしてさらに賢くなった動物が、陸に上がってきたのでしょう。

（4）陸に上がってきても、海の中と同じく生き延びることは大変です。

Ⅳ.“地上の時代・・・野獣・害虫の中”
赤ちゃんもいつも狙われている
赤ちゃんのうちから、
強く、賢くなることが神様から
常に求められてきた。
そして、そのように生物は遺伝子が進化してきた。

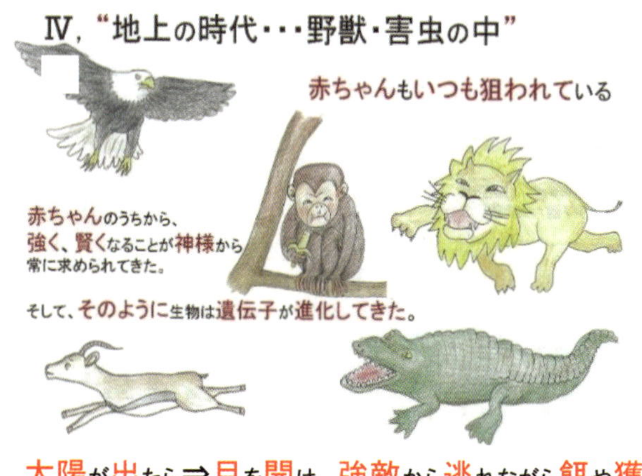

太陽が出たら⇒目を開け、強敵から逃れながら餌や獲物をとって、夕日と共に就寝して次の日に活動する為のホルモンを蓄えた。

この地球は常に地獄絵ですから、「早く強くなれの遺伝子」を持てた動物のみが生き延び、進化してきたわけです。この“早く強くなれ遺伝子“が人間の赤ちゃんにもちゃんと備わっているということを、是非理解して下さい。

（5）人間の代になっても、戦争とか飢饉の時にも、あなたの祖先はうまくしのいでこられたからこそ、今のあなたが生まれてきたのです。この時でも、1回でも祖先が子を育てる前に死んでいたら、皆さんは生まれてこられなかったわけです。生まれてこられた確率は天文学的数字以上に低いわけです。

京都では祇園祭があります。その昔、赤痢・腸チフス等が流行して一家全滅しますと、夜中に鴨川・堀川に死体が流されました。祇園祭は、その地獄絵をなんとかしなければいけないという神事ですから、1ヶ月も行います。1ヶ月したら、死体の流れも少なくなります。

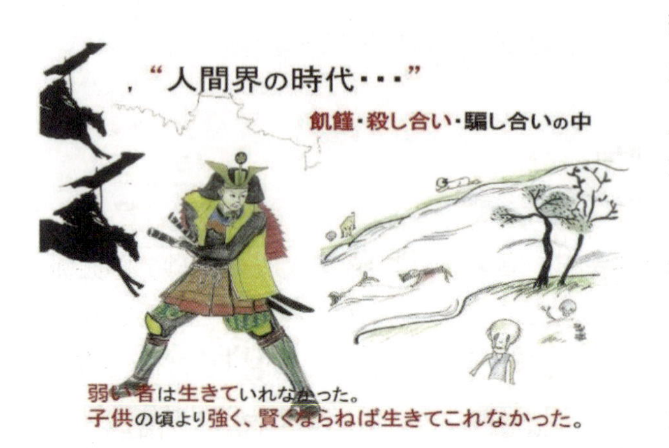

そういう時代にも皆さんの祖先は、赤痢・腸チフス等をうまくかわせてこられた生活をしておられたわけです。（本文祇園祭参照）

（6）電気・テレビが無い頃は、太陽が出たら目を開き、鼻を開き、気管支を開き、血圧を上げ、脈を増やし、呼吸数を増やしながら、全力で餌物を捕っていました。　また、次の日もよく餌をとるために、早く寝て、よく寝たからこそ、あくる日も元気に餌が捕れたし、働くことも出来ました。農業の時代になっても同じですよね。

昭和の初めまでは、お寺の鐘は朝５時夕５時に鳴り、夕食は5時、就寝は8時、朝食は5時というように、日の出と共に働き、日の暮れで夕食、夜は早く寝て、夕食が早いからこそ朝食を美味しくしっかり食べられ、よく仕事が出来る太陽に合わせた生活をしてきたわけです。

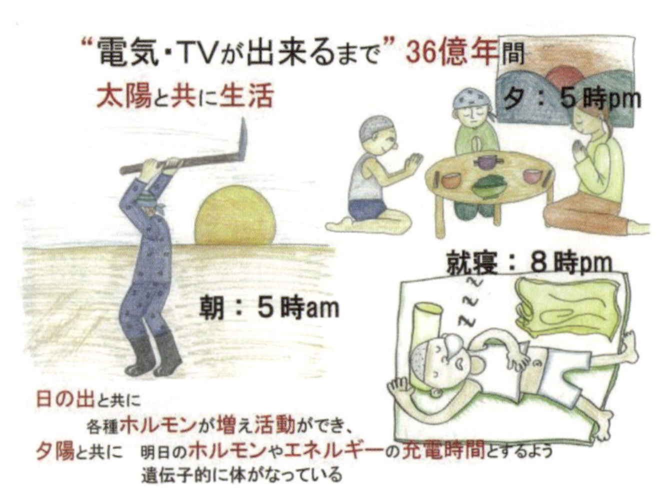

よく寝ていなければ良い知恵も出ないし、体も元気良く敏速に活動できませんでした。　あなたの祖先も、これらを頑張ったからこそ、あなたが生まれてこられたのです。

（7）新藤映画監督は、平成 21 年で 97 歳でした。でもアナウンサーがびっくりするほど朝食を 1 時間かけて色々食べておられます。夕食は 6 時。97 歳で現役ですよ。で、亡くなられた奥様の乙羽信子さんの写真を見ながら、このようにして超元気でおられます。（100 歳でお亡くなりになりました。）

食事量はその人の活動量によって違います。こんなにたくさん食べなくてもいい人もおられるわけですが、自分の活動量に見合った朝食をきちんと摂ることは、とても大切なことです。また、脱水（電解質不足）にならないように食べて飲んでおくことが大切です。

早夕食をして、朝食が自然においしくしっかり食べられてこそ、その日が疲れなく活動できるというものです。

“新藤監督” 97歳．．．は
1 時間かけて食べる朝食
アナウンサーもびっくり
大食
夕食は 6 時に終了

（8）福井県や秋田、富山の中学生は成績が良いです。例えば、福井県の永平寺中学校の場合、永平寺近辺の人たちが、「言うこと聞かないと永平寺に放り込むよ！」といいます。立派なお寺さんでは夕飯5時。なるべく早く寝て、朝4時には雑巾がけをさせられます。それが嫌だから、日頃から早夕飯早寝早起き朝御飯をしている子が多いのですが、7～8時頃までに早寝することによってのみ、夢を見ないノンレム睡眠脳波が多くなり、深く眠れて頭が爽やかになって起きられ、短い時間でしっかり物を覚えることができ、勉強も良く出来るようになるのです。また、良い仕事が出来るわけです。

従って現在でも太陽と共に生活している人は元気
“夕食17時　就寝20時　起床4時、廊下雑巾がけ”
言うこと聞かないと
永平寺

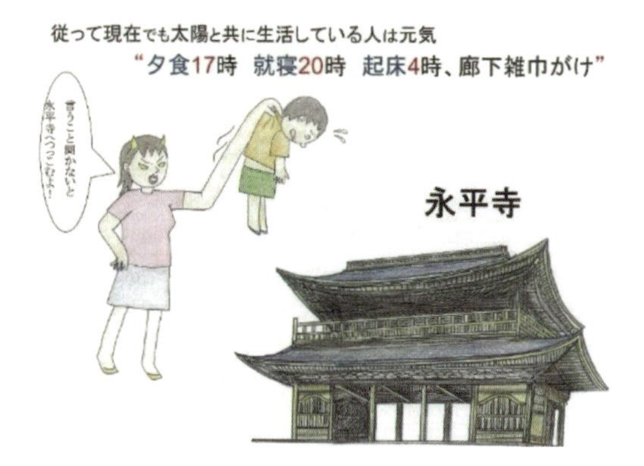

親からお金をもらって遅くまで塾に通っている人達よりも成績が良いわけです。

また、礼儀も非常によくて、下校時校舎にむかって、「今日一日、勉強させていただきまして誠にありがとうございました」と言って、最敬礼をします。その様子がNHKテレビで紹介されていました。

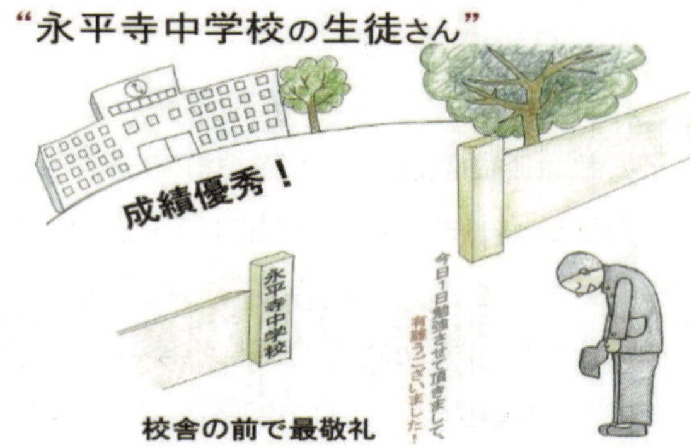

(9) 優秀な人たちの、運動し始めた年齢を見ますと、イチローさん3歳、福原愛さん3歳、橋本聖子さん3歳、辻井伸行さんも3歳、石川遼さん3歳、伊達公子さんは5歳、そして、ヒンギスさんは生れてすぐ2〜4時間の水泳をして、2歳でラケットを持ったといわれています。

魚の時代からの“早く強くなれ遺伝子”をうまく刺激した結果だと思いますよ。

そして、
“幼少より脳と体を使うと・・・”
イチロー
3歳から野球
福原 愛
3歳から卓球
橋本 聖子
3歳からスケート
石川遼、牛牛(中国の天才ピアニスト)3歳
伊達公子
5歳からテニス
マルチナ・ヒンギス
0歳から毎日水泳を2〜3時間
2歳でラケットを持った
辻井 伸行
3歳からピアノ

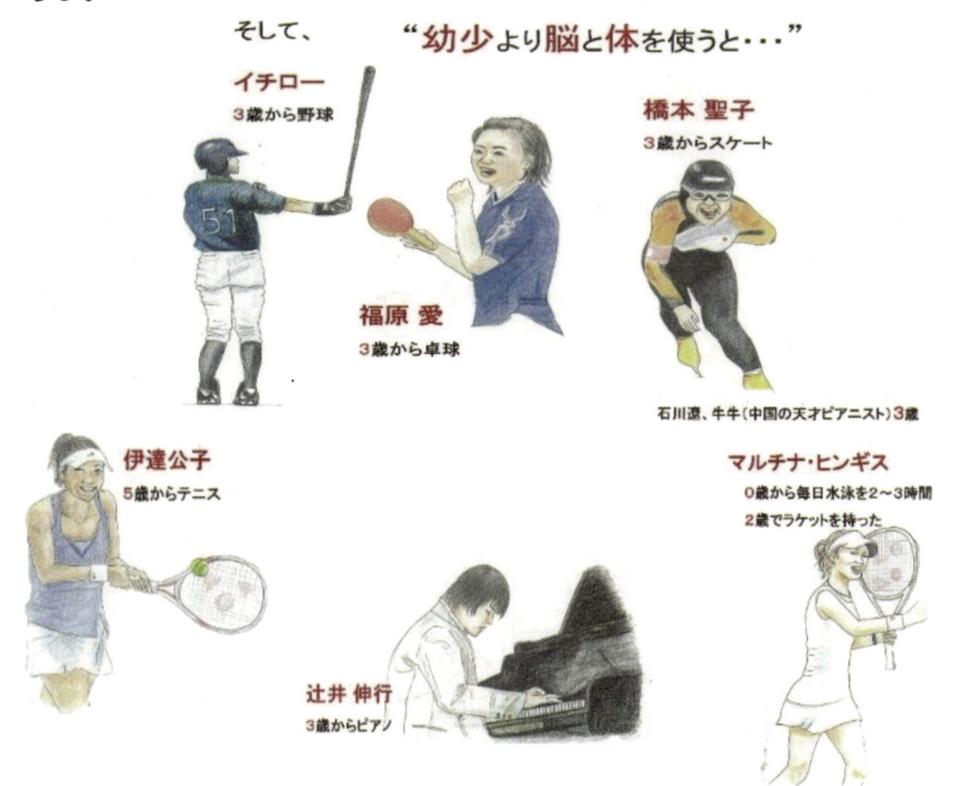

（10）体ばかりでなく、知能も、6ヶ月で赤ちゃんの鼻をハナハナと3回、自分の鼻をハナハナと3回、そして、象形文字を見せてハナハナと3回示すと、赤ちゃんが象形文字を見て、鼻と言うようになります。

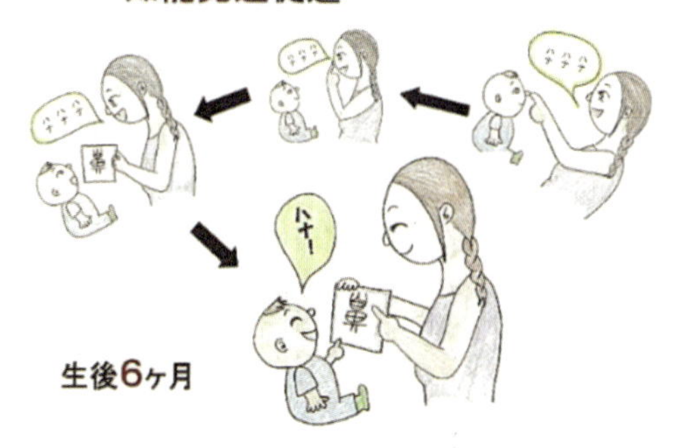

“幼稚園”

子曰、學而時習之……

論語が読める！

勉強するのが大好きになっているので
3～5歳では論語が休講になると大ブーイングになる

生後6ヶ月から知能発達を促していると、幼稚園に入る頃には論語も読めるようになります。論語の授業が休講になると、大ブーイングが起こります。それは無理に論語を勉強しているからではなく、論語に興味を持ってしまっているからこそ、“勉強したい”という意思表示の証拠なのです。

そして、小学校に上がる頃には知能指数の平均値が、そういう教育を受けなかった子供達の最高点と一緒になってしまうというこの事実が、大変重要ではないかと思われます。

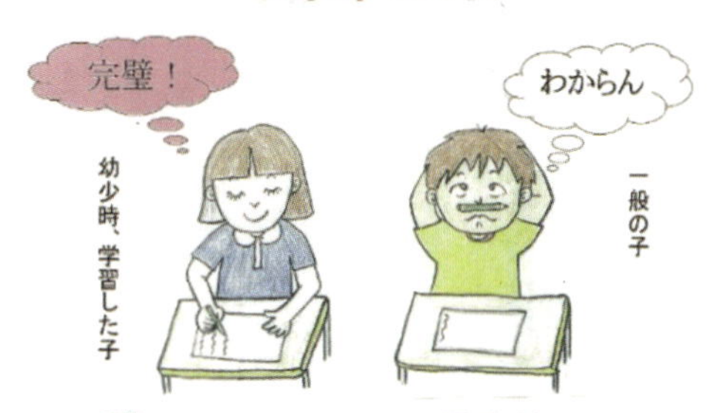

IQ（知能指数）が他の人の最高値になる

これは魚・鳥の時代に早くから“強くなれ、知恵をつけろ”と育てられてきたという遺伝子に関係あるとしか思えません。“早く強くなれ遺伝子”は素晴らしいではないですか。頭も身体も生まれて間もない頃に刺激してこそ、後年大きく活動できる人間になるという大切なことを、現代人が気が付いていないということが大変恐ろしいことです。

アメリカの3～4歳の子は英語がペラペラです。日本の中学生はどうでしょうか？勉強も赤子よりですよ。韓国は平成23年より小学校に1年早く入学させ、中国では幼稚園で英語を教えるようになっているんですよ。日本の江戸時代の寺子屋教室の方が幼少より勉強に励んでいましたよね。

（11）両親が最も健康になる生活をして健康な子供を作ろう!
そして子供さんを逞しい大人に育てあげよう！

健康な親の生活なくして、健康な子供は生まれませんし、育たないのではないでしょうか？　人は頭もある程度以上に確りした働きが出来なければかわいそうです。運動も芸術もある程度以上にこなせた方が幸せです。これらの事は親御さんの子供の産み方、育て方に影響されていると言っても過言ではありません。両親が最も健康になる生活をして、健康になる子供を造ってあげなければ、子供は見かけ上、五体満足であってもその子の人生は苦悩苦悩の一生に終わる事もあります。例えば、見かけ上、健康そうに見えても、生殖機能が不十分であってごらんなさい。大変な人生ですよ。男は男らしく、女は女らしく生まれ育たなければなりません。

立派なリンゴの木も水枯れしていては、良いリンゴは実りませんね。

それと同じように、子供を授かる時に、父母共に健康になる生活をしていなければ、良い立派な実、即ち子は生まれてきません。

人間も生き物なのですから、両親とももっと早く寝て、早く起きてという生活をしましょう。昔に比べて、体重の少ないお子さんばかりが多くなっている現代です。昭和初期の赤ちゃんは一貫目（3750g）が平均でした。最近は2700ｇあれば、良かったと言っています。1kgも違っています。子供を作るなら、親たるものは、根性を入れて作って下さい。生物は寝るべき時に寝て、食べるべき時に食べ、運動すべき時に運動していなければ、良い実は成りません。

36億年は太陽と共に生活してきましたが、狂ったのは、電気・テレビ・パソコン・携帯等を発明し、自然界に逆らった人為的な生活になった為ではないかということを、一度考え直す時期に来ているのではないでしょうか。トルコでは6:30に就業して14:30に終業している人がいます。例えば、試案として、全国一斉に仕事を7時に始め、15時に終わり、テレビ放映を20時で終了し、20時以降の電気代は１時間ごとに5割増しにでもすれば、省エネにもなり、お金も掛からず、皆さんの健康にもつながるでしょう。そうすれば、アフリカのように子供さんもたくさん生まれてくることでしょう。アフリカは電気に不自由ですから。

（12）世界一の教育を目指すためには、まず、生後6ヶ月の子供とその親を集めて、鼻鼻鼻、3歳になったらみんなで集まって一輪車の練習、50人学級のように大勢の中で学ぶことこそライバルも出来、優秀な人材も育つのではないでしょうか。また、小学校の入学を少しでも早くした方が良いのではないでしょうか。例えば、小学校の入学は4歳、大学卒業は18歳迄にするといったように、学校も、勉強も、運動も、もっと早い方が良いと思います。また、過疎地の空いた教室で、２年間集団生活をして、兄弟の少ない子供達に共同生活を体験させる教育が大事でしょう。今、最も子供の教育に欠けているのは、幼少時の共同体験です。

また、高齢者のボランティアの方々も教育に大勢参加していただいて、一人の先生のもと、全国で一番良くできた教材ビデオを大スクリーンで見せながら勉強し、理解できているかを、数人の生徒単位でボランティア担当者が見守りチェックするような多人数での教室を運営してみたらいかがでしょうか。

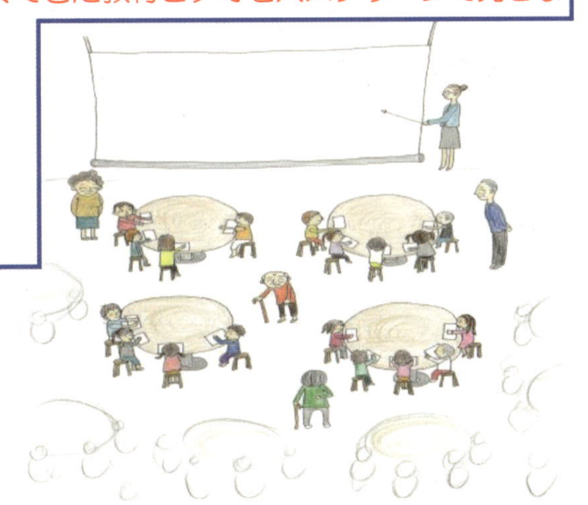

なんといっても、明治に決めた、入学年齢等の固定観念から脱却できない頭の固さが大変怖いことだと思います。

（13）育て方を間違ってはいけません。幼少より水泳を教えれば水泳が上手になり、野球を教えれば野球が上手になり、論語を教えれば論語や語学に強くなりますが、殺人マンガやテレビばかり見せて育てれば、「人を殺してみたかった」という大人ができるのは当たり前です。マンガやテレビには犯罪物が多すぎます。偉人の伝記物など、ほとんど見られません。マンガやテレビも伝記物ばかりにしてはいかがでしょうか。

アメリカは銃規制がないので、銃による犯罪が氾濫しています。その点、日本はありがたいですね。明治の人の知恵と英断のおかげです。

昨今の無差別殺人がなぜ起こるのか、みんなで真剣に考えてみましょう。

幼少期の体験教育の欠如に原因があるのではないでしょうか？

2　人間の最大のエネルギー源は“貧乏”と“くやしさ”

（1）動物も植物もつらい事柄に直面して、工夫し強くなり、進化して生き延びられてきました。

人も貧乏であればこそ、自分の能力をフルに発揮して、工夫し、もがきながら生きていく知恵が出来てくるわけです。

火事場の馬鹿力のように、人は本当に困った時にこそ、力も知恵も最大に発揮されるというものです。

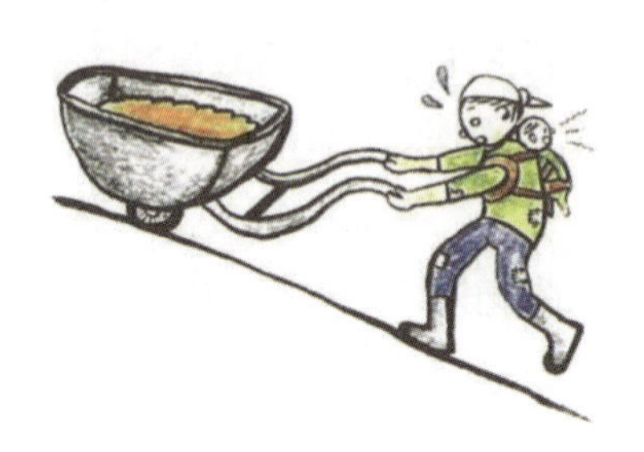

お金持ちの坊やは、大人になっても工夫や応用力もつかないし、人に対する思いやりも出来にくいでしょう。

“くやしさ”あってこそ、進歩あり！

（2）いじめも、陰湿で殺される程のいじめは困りますが、友達にいじめられてこそ、“あいつに負けてたまるものか、勝てるものはないか”と、自分を磨き上げる原動力が出てくるというものです。

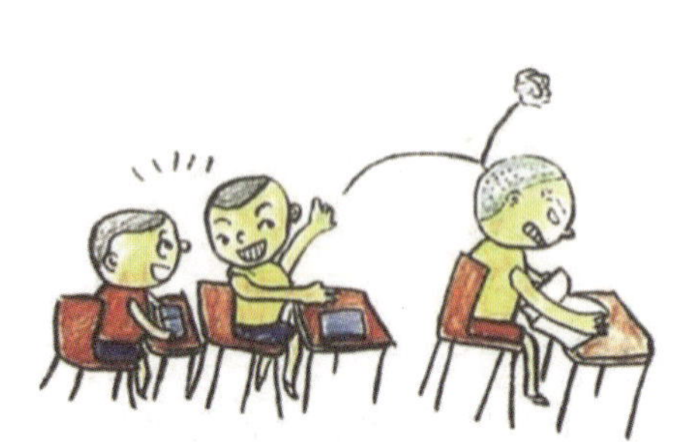

力で負けたら、勉強や、音楽、スポーツ、絵とかで勝とうと、色々考え出してくるというものです。

（3）いじめがなく平和で、のほほんとして子供時代を過ごせば、モヤシのような大人ができてくるのは当たり前というものです。麦踏みも、小さい麦のうちに踏まねば強くなりません。

今日の日本は、貧乏とくやしさの中で育った大人が築き上げたといっても過言ではないと思います。（いじめとはあくまでも、今のような陰湿ないじめではありませんよ）

（4）現代の子供は弱すぎます。学校に入る前までにもっと集団生活を送り、悔しさを乗り越える力をつけてほしいものです。

戦後、貧乏とくやしさの中で育った子供が、経済的にだけ豊かな大人社会を作り、その大人が、子供の育て方を誤って、弱い大人社会に作り直してきています。

（5）例えば、貧乏で賢くなった歴史上の人物、二宮金次郎・宮沢賢治・石川啄木・樋口一葉・シェイクスピア・野口英世等昔の偉人さんは、数限りないではありませんか。これらの人も、お金持ちの家に生まれていたら後世に名を残せなかったといっても過言ではないでしょう。貧乏とくやしさを逆手に取って賢く、人を育てるエネルギーに活用しましょう。

（6）韓国、中国が、日本より強くなる日がもう来てしまいました。

2015年7月17日　アサワ医院　オリジナル

【附記】

かつて甲子園を沸かせたハンカチ王子の斎藤選手と、マー君こと田中選手。決勝戦を２度も投げぬいた勝者のハンカチ王子は、大学でチヤホヤされたがプロでは目が出ず、悔しさいっぱいのマー君は、今や世界一の投手に。

また、巨人からヤンキースに入団した上原投手は、惨めな思いをしましたが、苦労して昨年は見事な成績。黒田投手も高校では３番目の投手が、ヤンキースで花を咲かせました。

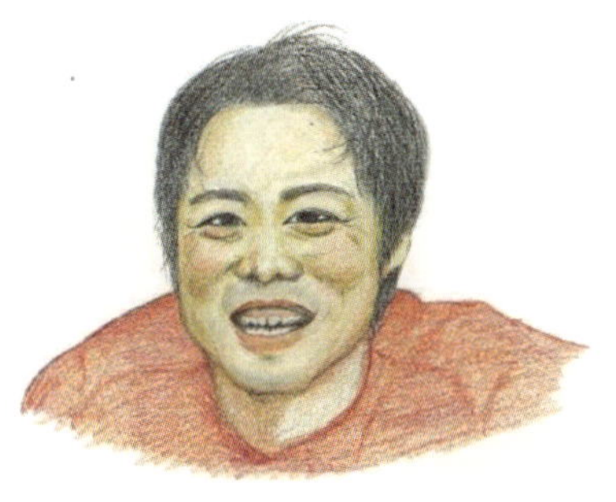

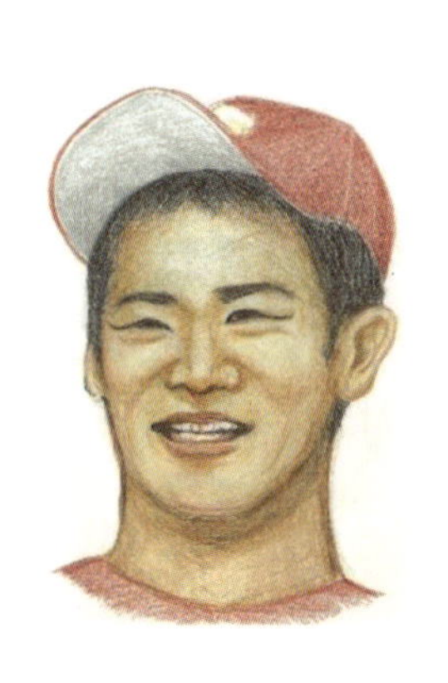

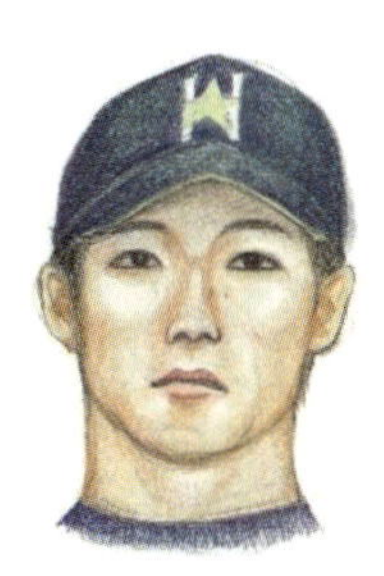

3　子どもさんを たくましい大人に育てあげよう

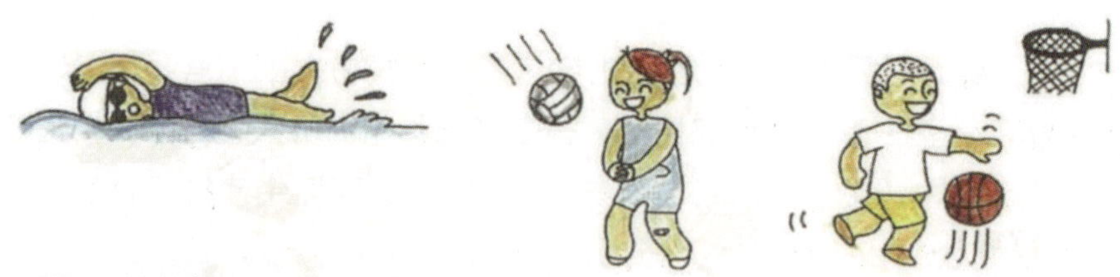

（1）強い体があってこそ

　喘息を始めとして多くの病気も、かばったり過保護に育てては、かえって弱くなります。病があるからこそ、人よりも工夫して強くなるように、子どもの時に少しずつ運動を増やして、他の人よりも努力してください。毎日３時間以上、しっかりした運動（バスケットボール・バレーボール等）を3年間以上運動しておくと、他の人に負けない丈夫で立派な体や鼻になり、将来大人になった時には病気をしないような体になります。癌でも、運動を毎日している人達は、していなかった人達よりも発癌が10年遅くなるという統計があります。また、早寝して良く寝る人は、癌発生がこれまた遅くなります。良く寝て運動してください。

　親御さんは、是非このことを肝に銘じて、お子様を、幼少よりたくましい大人になるように育て上げてください。立派な体に育ててあげることが、親が子供さんに贈れる最高のプレゼントです。体が強くなると自分から運動をしたり、勉強したりして積極性が出てきます。

　とりあえず、週5～6日程毎日水泳してください。３ヶ月もしたら咳も喘息もほとんど起こらなくなります。

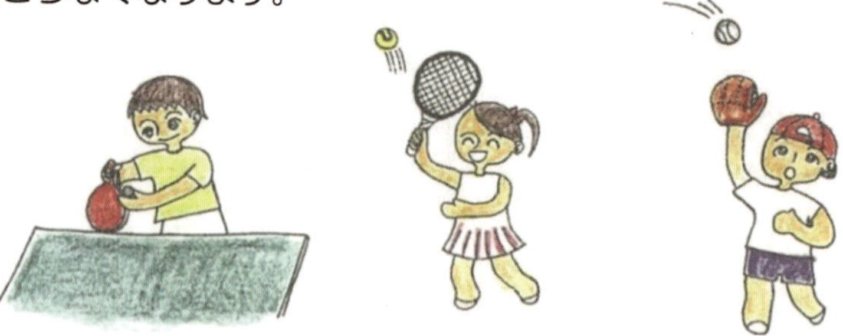

“ 歯を食いしばって、頑張った子供さんで、
良くならなかった子供さんは一人もいませんよ”
強い体があってこそ、仕事も出来、
やさしい心も開花するというものです。

（2）運動は財産

20才ぐらいまでに、サッカー・卓球・バスケット・ラグビー・バレー・アメリカンフットボールなど、毎日行うスポーツを３年以上行っていた人は、大人になっても風邪をひきにくく、喘息や気管支拡張症も起こりにくくなります。ピークフロー（気管支の腫れの度合いをみる検査）の値も、平均より100〜200程多くなり、運動をしていたことが財産として残っています。

40歳きれいな肺野

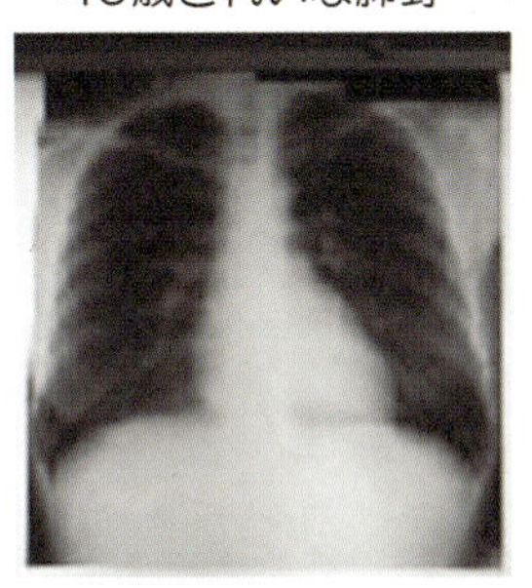

バレーボールを
６年間していた40歳

下肺野気管支拡張症

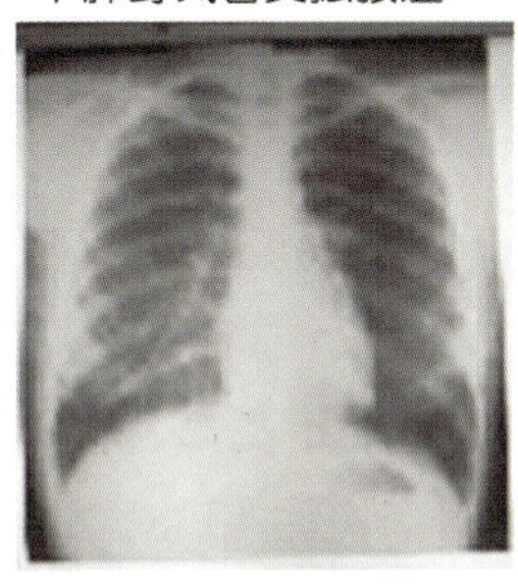

運動しない30歳

高度気管支拡張症

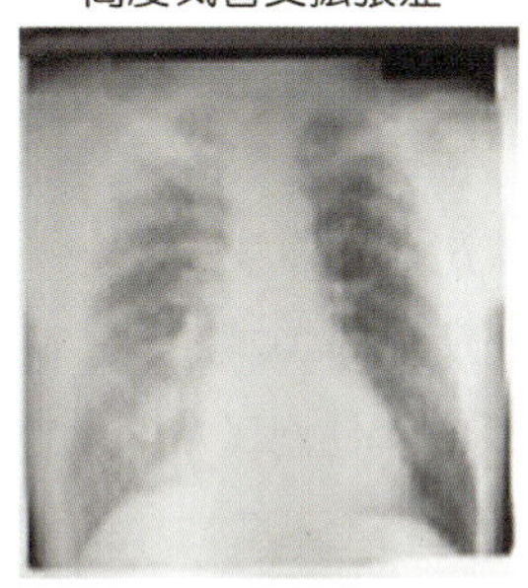

60歳までの喘息治療不充分

（3）頑張った子供さんの話

当院の患者さんで、まだ子供だった30年前、**喘息やひどいアトピー性皮膚炎で**ステロイド注射を２、３回もしていたある女性の方は、水泳を初めとして運動をしっかりして下さったので、大人になった今では身長が171cmにも伸び、体格も良くなって、病気も起こらなくなりました。そして、元気な赤ちゃんも出産されました。

また、４〜５才の時にステロイドの注射した男の子も、小学校よりバスケットをして病まなくなり、172ｃｍの身長になりました。

また、ある深夜に、お母さんが白眼を向いた子供を抱え込んで来て、「喘息で子供が死んでしまった」と叫んで来たことがありましたが、その子が、小学校で卓球のキャプテン、大学でサッカーのキャプテンをし、学生時代はたまに元気な顔を出してくれましたが、治療は殆どした覚えはありません。32才で結婚し、私も式に呼んでいただき祝辞を述べさせていただきました。その他、年賀状で、成る程先生の教えのようにしたら治療がいらなくなりました、と便りをいただきます。

4　遺伝子の影響

昔の医者は、難しい、原因の分からない病気はすぐ遺伝だろうということにしてきました。今もって、高血圧症の60%が本態性高血圧症と言っています。要するに遺伝だとしています。

ところで、身長の短い日本人がハワイやカリフォルニアに移住したら、2世はみな背丈も伸びて、外人並になったのをみて、野菜のように肥料のやり方、すなわち食物の影響であると考えるようになりました。無論、食べ物以外の外的因子の影響もあるでしょう。いずれも遺伝以外の影響が大きいということになった訳です。

また、人間の汗を出す汗腺の数は赤道地方では800万個、寒い地方の人は200万個、中間の日本人は400万個だそうです。しかし、赤道地方に日本人が数年住んでいると汗腺の数は増加し、北の寒い地方に住んでいると減少することもわかっています。水泳選手は水掻きまで大きくなることも考えれば、後天的要因の方が結構重大であると思われます。即ち遺伝の影響で私は頭が悪いといって悩むことはないということです。

5　幸せになるためには　幸せは自分自身の改革から

人を喜ばすことをすること

自分だけ得をする事だけをしていると、他人からは嫌な奴だなと思われるようになって皆逃げていき、結局自分はひとりぼっちになって淋しい人生になってします。

人に負けないものを作る

人よりも優れたものがあってこそ、仕事があり収入があり尊敬もされる。

人よりも忍耐強く頑張り抜く力が必要

忍耐強く頑張ってこそ、他の人より秀でたものが出来、尊敬もされてくる。

『頑張ろう』ではなくて、『くそ！やったるぜ！』という気迫を持って運動も、仕事も、人生にも立ち向かて生きましょう。

頑張ろうという気持ちでは義務的感情要素があり、疲れてしまうでしょうね。

一歩、歩くにしても『くそ！』と思って歩いてこそ、筋肉も心も強くなるでしょう。

第2章　良眠無くして健康無し

（1）睡眠剤は麻酔剤

自然睡眠は、体の代謝や副産物の処理、記憶の固定再生といった、脳の高次機能を修復し、あくる日の活動に備える為のホルモン分泌の準備が行われています。

現在発売されている安定剤、睡眠剤等は、基本的には麻酔剤であって、脳と体が眠中にしておかなければならない代謝活動等を、多かれ少なかれ不完全にしてしまいます。

無論、その作用が弱くて、殆ど感じられない方もおられますが、計算能力テストをしてみれば、明らかに判明されるでしょう。特に高齢者は注意を要します。ただし、あまり神経質過ぎて全く寝られない場合は、少しの眠剤も使わないというのも間違いです。

したがって、出来ましたら薬を飲まずに良い睡眠が出来るに越したことは無い訳です。

プロゴルファーの石川遼選手は、子供の頃から、夜8時に寝て、朝5時に起き、朝夕練習しておられましたので、理想的な技術向上と眠りのリズムであったと思われます。

（2）睡眠不足すると・・・

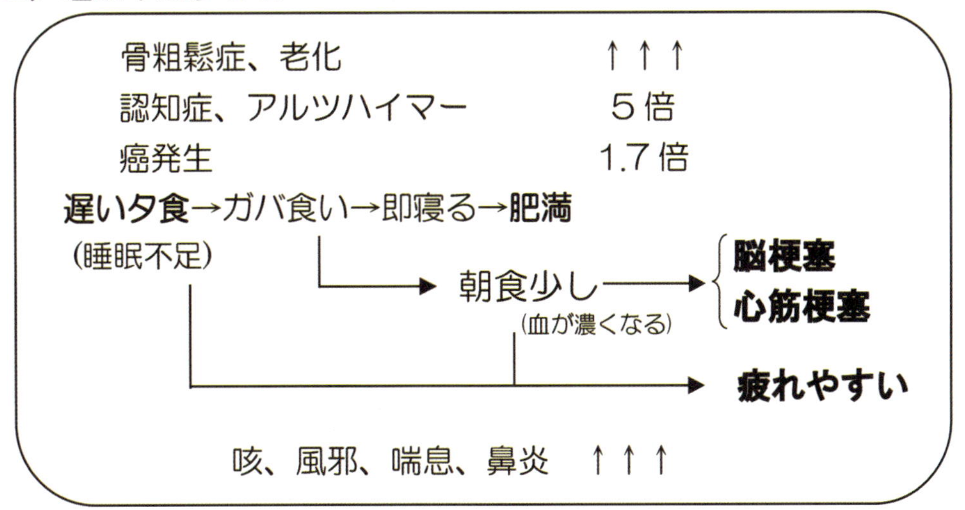

・睡眠なくして、良い考え、良い体、良い生き方も生まれてきませんね。
・良眠なくして長生き出来るとは思えません。
・遅い夕食、肥えて寝不足、枯れた朝御飯、その先には機能障害の老後

(3) 朝起きて15時間後に寝るのが体内時計的に理想

それより早過ぎても遅過ぎても眠りにくい。

―― 寝るコツ ――

(4) 毎日の生活にメリハリをつける！

① 朝起きたら朝食をしっかり摂って、明るい太陽を浴びながら、ムチャクチャ体を使いましょう。

お腹をすかしておいしくお昼ご飯を食べ、昼寝（午後0時30分～2時の間に30分以内ならばかえって夜よく眠れます）をしましょう。特に午前中は、曇りの日も出来るだけ部屋中の照明を点けて明るくし、心がウキウキするようにして活動しましょう。午後2時以降、球技等の運動をしたり、カラオケをして騒いだり活発に行動すると、夜よく寝られます。

② 落語や漫才を見たり（この時だけは、仕事も忘れて無(空)になった境地)、また、卓球やバレーボールなどの球技をすることによって、ボールの行方に集中したりすると、その時だけは仕事や、嫌なことを忘れてしまう無(空)になった境地の時間が出来、なおかつ運動も出来ているわけです。睡眠がとりやすくなる最も効率の良い方法は、夕方、歌をしっかり歌いながら楽しく30分以上ジョギングすることです。

また、仕事中もBGMを流しながら鼻歌気分の方が健康に良いわけでして、仕事も運動にすることができます。

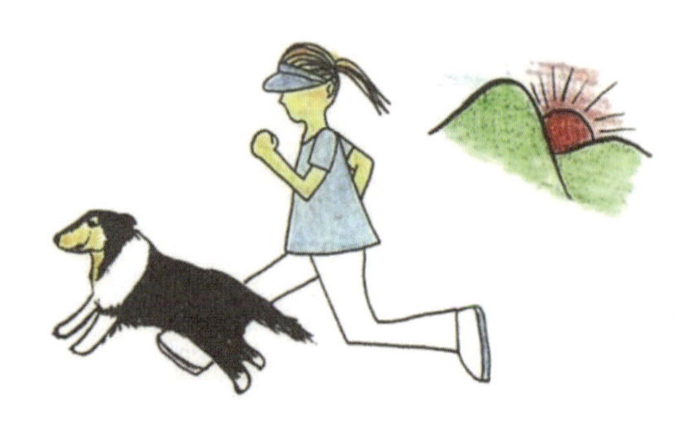

（5）体内時計

朝、目が開いたら、すぐに朝陽をいっぱい浴びると、体内時計は25時間から24時間にリセットされますので、寝やすくなります。

また、夕陽後に明るい光を浴びますと、体内時計は26時間とさらに悪化して、夢の見ないノンレム睡眠は半分に減り、**熟睡しなくなります**。夕方から段々と赤色、そして暗くしていき、寝易くしてください。明るい光の下から急に寝ようとしても、脳が興奮していて無理なのです。

体内時計は体の各臓器に全てあり、脳下垂体にある脳の体内時計の指令を守っていますが、腸管の体内時計だけは言うことを聞かないことがあります。

ですから、腹八分目は大変大変大事ですよ。お腹に不消化なものがある時は、興奮して眠れなくなります。体内時計が狂ってしまいます。夕食は消化の良い刺激の少ない物を少なめに食べるだけにすることが大事です。また朝起きたらラジオ体操位の運動をし、バランスの良い朝食もしっかり元気になる物を食べましょう。それらを、決まった時間に行うと、体内時計を良くします！

不消化な物がお腹にできた時は、すなわちお腹が張っている時は、浣腸でもして、排便をしてから寝ますと、良く寝られます。

（6）気持ち良く眠るために

① 寝る時間はいつも同じ時間にする

現代人は全て、電気・テレビなどの公害により、寝る時間帯が狂ってきています。太陽さんが寝たら寝て、太陽さんが起きたら起きるのが理想です。脳波等種々に研究をすればする程、このことが分かってきました。女性の生理が28日周期というのは月の回転に一致していますし、また、種々の体内ホルモンは太陽と共に増減しているのです。

人間といえども太陽系に殖えた微生物であるということをお忘れのないように！

夕方から0時までの間に多く寝ているほど、脳波でもノンレム睡眠（夢を見ない睡眠）が出来ます。すると朝の目覚めが良いですよ。また、頭も賢くなっています。夕食5時、寝るのは8時、起きるのは4時。朝食を時間をかけてしっかり食べることが理想です。夕方5時から寝るまではだんだん暗くして、8時には真っ暗にして明るい光を浴びないようにすると、深く眠ることができます。明るい部屋から急に寝ても、脳が興奮していてすぐに寝付けません。

② 寝る3時間～5時間前に、（寒い時に、汗の出る程度の）**運動をする。**
午後2時以後の運動は、睡眠を良くします。
特に、夕方に歌を歌いながら60分以上毎日ジョギングすると、3週間で脳よりセロトニンがたくさん出るようになり、朗らかにものを考えてくよくよしなくなり、よく寝られるようになります。また、前頭葉の脳細胞が活性化され、物の判断力が良くなります。したがって、鬱状態の人も仕事や嫌な事をすすめてはいけませんが、夕方のジョギングが出来るようになりますと、元気になるわけです。ホノルルマラソンに出たいという人も出てくるわけです。薬だけですと、70%の人がどんどん薬漬けになるそうです。（精神科医のお話）

③ **夕食は出来るだけ早い方が良い。**
少なくとも寝る2時間前までに済ませ、お風呂に入る。食べる時間が遅くなるほど、**消化の良い寝易い少量の食べ物にし腹八分目を守る。夕食がよく消化出来ていれ**ば、朝食はステーキでも食べたい気分になるはずですよ!

“夕食は寝やすい食物、朝食は元気の出る食物”
…夕は白味噌、朝は赤味噌にすることがミソですよ！

④ 湯船の中では必ず**歌を歌う。これも、大変効果的ですよ。**

⑤ **夕食後は、本や新聞を読んだりして静かにしている。**
大声を出したり、テレビを見たり、電話などはできるだけ避けること。

⑥ 電気は、寝る2時間前から**赤黄色い電気にし、段々暗くして、寝る前には真っ暗にして、寝付くようにしてください。白色電気は使わない。**

⑦ **布団に入ったら、**布団が持ち上がる位のたぬきのお腹のように、大きな**腹式呼吸を吸気4秒、呼気8秒で50～100回位して下さい。すると、副交感神経が元気になり腸が動き出して、消化**を助けてくれますし、興奮のため、頭に血が昇り過ぎている血圧も下がり寝易くなります。
また、右下腹臥位になって寝てみて下さい。

⑧ 夕食後から寝る前に、赤ちゃんのように温かい牛乳を飲んでも眠りやすくなります。

　また、お肉やチョコレートも、朗らかになって心配は和らぎ寝易くなりますが、食べ過ぎませんように。

⑨ **夕食後に排便をたくさんしておくと、お腹の負担がとれて大変よく寝れますよ。**

⑩ 寝ていて目が開いた時も、決して時計を見ないこと。

（7）心配事や悩み事は親友や苦労人にお話しましょう

　不思議なことに、嫌な事柄も他人に話してしまいますと心が大変楽になって眠れるようになります。眠れさえすれば、良いアイデアも出てくるというものです。

（8）目覚まし時計は…よく寝るために使う

① 起きるために使うのではなくて、**良く寝るために**使いましょう。

② 目覚ましが鳴る前には目が覚めていても起きないくせをつけてください。鳴るまでは決して起きないんだと決心すると、次から熟睡出来るようになります。鳴る前に起きると睡眠が浅くなってよく寝れないようになります。

“目覚まし時計より早く起きた”
と決して自慢しませんように！

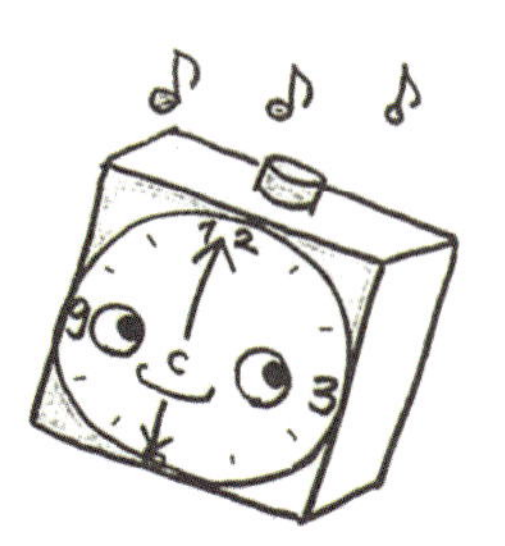

③ たとえ５分間の昼寝の時でも、目覚まし時計があると安心して寝られるようになります。車庫の車の中でも昼寝が出来ます。

④ **どうしても寝られない方は自分に合った漢方薬を探し出しましょう！**

⑤ 時に、時差ぼけを正すロゼレムや、極く弱い安定剤やうつ状態改善剤を服薬せねばならないこともあるでしょう。

⑥ 血圧の高い人は、眠前ACE阻害剤・ARB剤、朝ごく少量のCa拮抗剤を併用服薬すると、良い眠りができることが多いです。

（9）眠中に排尿で目が覚める人は・・・毒素が出て有難いことだと思うこと

① 眠中に排尿で起きる人は、夕方から水分摂取を出来るだけ控える。但し、起床したらすぐに多量の水分（電解質液）摂取をする。

② **漢方No,61桃核承気湯等**の**下剤**を**就寝直前**に**服用**すると、尿になる水分が腸の方にいってしまって、尿量自体が少なくなり、排尿回数がぐっと減り、起きる回数が激減して眠れるようになることがあります。

③ 何と言っても、夕方にしっかりとジョギングをして、下半身の水分を排尿させておくことによって、夜間頻尿を無くすように努力すること。

④ 肥満の年輩の方は、睡眠時無呼吸症候群の方がかなり多いのです。出来るだけ早くマウスピースを作り、良眠になるようにして下さい。大変重要です。血中酸素を下げないようにすること

⑤ 脊柱管狭窄症のある方は、肩の下に座布団を入れて肩を高くし、頭は下げて、下顎は上に上げるようにして寝ること。

⑥ アイマスクをして寝ること。時に、耳栓をして寝ること。

⑦ 眠直前に、牛乳を200ml位飲んで寝ると寝易く、また逆流性食道炎も防いでくれます。

⑧ 眠直前に排便しておくこと。浣腸やシャワー湯をお尻から入れて排便するなどしておくと、とても寝易くなります。

（10）もし夜に眠れなかったら…

14時までの昼寝は、かえって夜よく眠れるようになります。

30分以内の昼寝をして疲れをとっておいてください。昼寝の時間は、12時～14時の間にしておくのが理想です。それ以後の昼寝の場合、夜、寝にくくなってしまいます。昼寝をする人は認知症になり難いと言われています。

初版　2001年　7月　アサワ医院　オリジナル

第3章　健康になる食べ方

（1）何をどれだけ食べたらいいの !?

皆さんは、自分の体が何からできているかご存知ですか？
病気をした時によく「栄養をとりなさい」といわれますが、そもそも栄養とはどんなものでしょうか？　体を構成するのに必要なものは、タンパク質、炭水化物、脂肪、ビタミン、ミネラル、そして水と酸素や、その他地球にある全ての微量の元素があります。これらはどれも決して欠かせないものですが、かといってどんな物質でも摂りすぎれば害になりますし、少なすぎても欠乏症になってしまいます。

（2）食べ物の過少が病気のひきがね

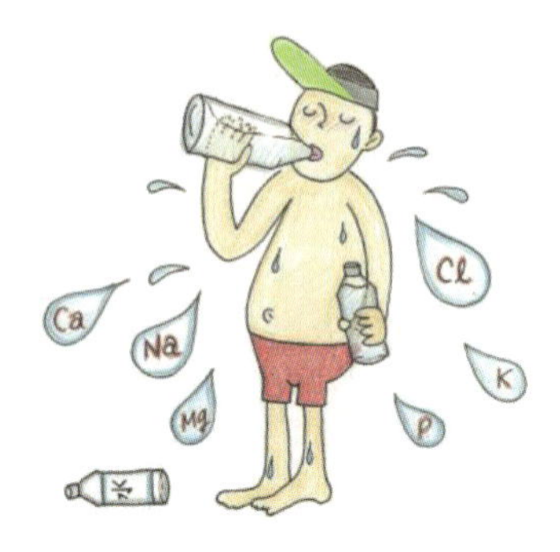

例えば、水も摂りすぎますと、汗や尿が増えて塩分をはじめとする電解質が一緒に体外に出ていってしまいますので、ゴルフの時にお茶ばかり飲んで多量の汗をかき、汗と共にどんどん電解質を無くして死んでしまった人もいます。そしてその親御さんが医者でしたので、本を出した人がいます。しかし、また水が足りないと脱水症状に陥ってしまいます。エネルギー源の白米も、食べ過ぎは肥満をはじめ、かっけ、認知症、胃ガンなど生活習慣病の原因となりますが、少なすぎては働く力も出ません。

また、タンパク質の肉類も、とり過ぎると大腸ガンになったり、足りないと体の組織や細胞をつくる力が弱まって抵抗力が落ち、病気にかかりやすい体になってしまいます。

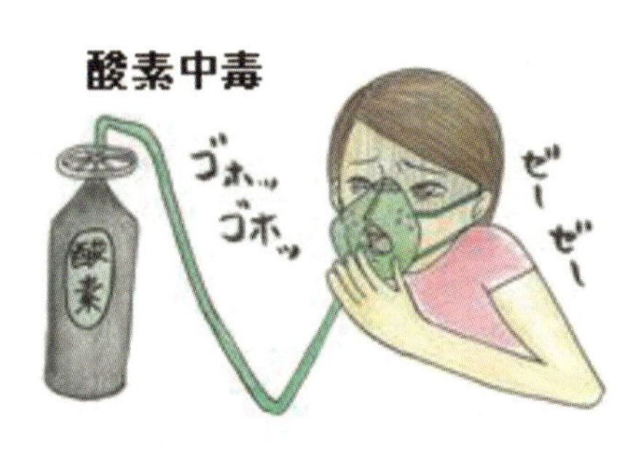

酸素でさえ、多すぎると100%の酸素吸入でたった7時間で酸素中毒が始まります。足りないと呼吸困難に陥ってしまいます。

また、ビタミンの例をあげますと、ビタミンB1が不足した場合の脚気はよく知られたところですが、それ以外にも手術後、点滴だけから栄養を摂る時期に、点滴の中にビタミンB1が欠けていたために、のちに手の施しようもないひどい物忘れ（健忘症）という障害が脳に残り、大きな問題となったこともあります。
ビタミンB12も欠乏すると認知症になります。

つまりは、多すぎたり少なすぎたりと一方にかたよってしまうことが病気の主な原因となるのです。バランスが非常に大切で、発ガン物質を13種類、同時に動物に食べさせたらガンが発生しなくなったという報告もあります。色々の物質を少しずつ多種食べるようにいたしましょう。

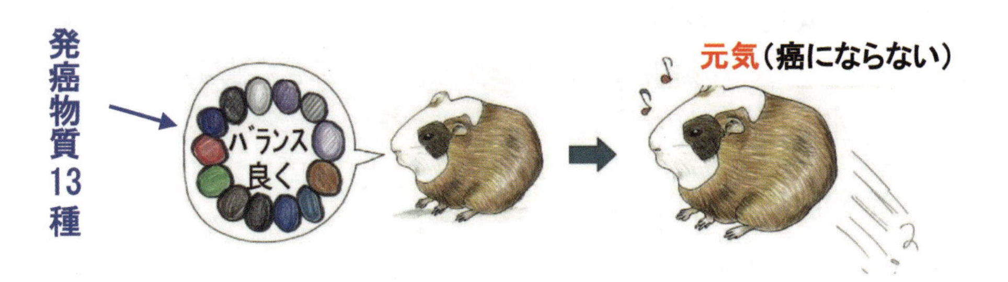

（3）えっ！ 金属も必要な食べ物 !?

上記の栄養素以外にも、じつは人間の体には、ごくわずかな量ながら、これまた決して欠かせないものばかりです。それは微量元素（必須金属など）と呼ばれるもので、ナトリウム、塩素、カリウム、マグネシウム、カルシウムなど比較的量の多い金属と、亜鉛、銅、鉄、マンガン、ヨウ素、コバルト、クローム、セレン、モリブデン、ニッケル、ビスマス、ケイ素、スズ、バナジウム、ヒ素、ホウ素、リチウムなど微量しか存在しないものがあります。

金属といえば、重金属中毒と毒性を思い浮かべる人が多く、栄養素であるという認識が浅いようです。たしかに、金属も摂りすぎれば中毒ですが、足りなくても、欠乏症としていろいろな問題が出てくるのです。それは例えば家と同じです。立派な家はいろいろな部品から成り立っていますよね。ですが小さな瓦一枚が飛んでしまったとすると、そこから水が漏れ、いつの間にか家は壊れてしまいます。まして人間はもっと精巧に作られているわけですからいっそう色々な小さな部品が大切になってくるわけです。人間は地球にある全ての物質から成り立っている訳です。人間は地球をかじって生きている訳です。

（4）金属が不足すると？

亜鉛が不足すると・・・・・ 食欲不振。口や鼻のまわり、陰部や手足などにひどい皮膚炎ができる腸性肢端皮膚炎。脱毛。貧血。傷口再生力低下。

銅が不足すると・・・・・・ 貧血。白血球減少。骨の異常。食欲不振。下痢。周囲への無関心といった症状も出ます。

クロームが不足すると・・・ 糖尿病。高コレステロール血症。アテローム性動脈硬化症が起こる可能性が指摘されています。

モリブデンが不足すると・・・頻脈。多呼吸。夜盲症（とり目）など。

セレンが不足すると・・・ 下肢の筋肉痛。歩行困難となった人もいます。

まだよく分かっていないこともありますが、恐らく全ての物質が体のどこかで役に立っていることは確かなようです。

人間の体には、地球の全ての物質が微量でも入っていて、それが使われて健康になっているということをお忘れないように。

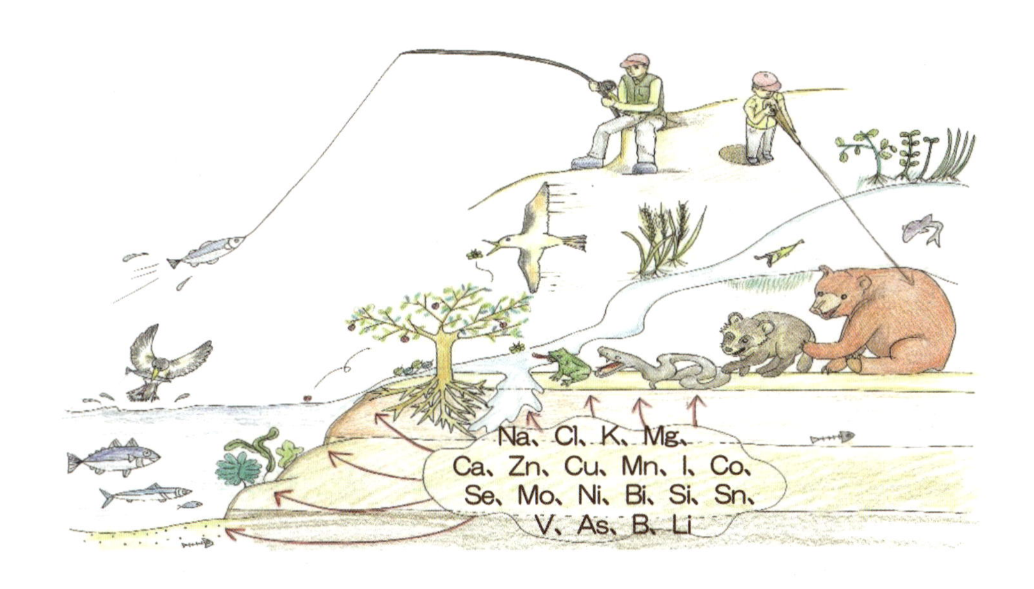

地球の栄養素をバランス良く食べて育った動植物を
人間はバランス良く摂取して元気

（5）あなたの体に足りないものは？

あなたの舌が食物の過不足を教えてくれる！

舌が“おいしい”と感ずるものには体に不足している物質(食物)が入っているので、食べると舌が喜んで我々に“おいしい”と教えてくれる訳です。健康的な人間の舌は、自分の体に足りないものを多く含む食べ物を見分ける能力が備わっています。例えば、太陽の光を浴び、土に根を張って土の中のいろいろな栄養分を吸収して育ったトマトは、水栽培で人工肥料の中の決まった栄養しか含まないトマトよりも美味しいと感じますし、人工養殖で育った魚よりも、広い海や川を泳ぎ回って自然の種々の栄養を吸収した魚のほうが断然おいしく感じられますね。

それは、そうした天然の健康な動植物には、私達の体に必要でなおかつ不足しがちな物質がバランスよく含まれているからなのです。

必須金属といった微量の栄養素は土壌構成物質でもあるため、この土壌で生育した植物の中には金属を始めとする微元素が入り込んでいます。ですから例えば、元気よい野菜や果物は土壌から栄養をバランスよくもらって良く育ったと思って良いでしょうから、人間の舌もおいしく感じてくれます。また、自然の元気の良い草を食べている牛からは、自然と栄養バランスの良い乳や肉が出来ます。土壌と接触している海水、湖川の水の中にも金属は溶け込んでいますので、そこで獲れる発育の良い健康な魚介類の中にも必要な微量元素はもちろん、ほかの天然の栄養素まで過不足なくバランス良く含まれます。ですから普段から種々の健康な自然食品を取り入れた食生活を送っている人は、ひとりでに栄養バランスがとれて先ほどのような欠乏症も生じることなく、健康な体をつくれるというわけです。

（6）健全な魂は健全な体に宿る

このように“おいしい”自然食品は栄養バランスが大変優れており、私達に不足しているものを持っていて、それを味の面から私達に教えてくれる“優れもの”なのです。こうしたことからおいしい自然食品をもっと食べるべきなのですが、皆さんの食生活はどうでしょうか？また、おいしい食物でも食べ過ぎるといやになって、食べるなのサインをちゃんと出してくれます。舌が嫌がる手前で食べるのを止めて下さい。心身共にバランスのとれた毎日を目指しましょう。

ただし体重を計ったり血液検査をして、血中悪玉コレステロール・善玉コレステロール、中性脂肪、尿酸、HbA1c、電解質等も時々チェックして、ご自身の“わがまま”が出ていないか監視して下さい。甘いベールで被われたり味付けされている食物は、舌が騙されてしまいますので御用心下さい。特にお菓子はね。

（7）こわ〜い食べ物事情

① 色、艶でごまかされるな !! あなたの舌を合成味でごまかされるな!!

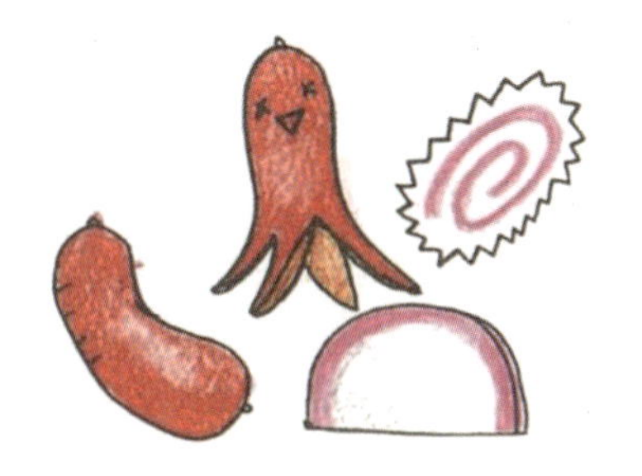

ところで近頃では私達が手にする食品のほとんどは、人工的にさらにあれこれと手を加えたものばかりです。例えばかまぼこやソーセージなどの練物や燻製品に多く使われる、見栄えを良くするための合成着色料や発色剤、光沢剤少しでも長く賞味期間を保つための防腐剤に、人工甘味料や酸味料といった化学調味料などの合成添加物は、それらを使用していない食品を探すほうが難しいくらい頻繁に使われています。例え許容量内と申しましても、これらの添加物は大抵が何種類か複数の食物に加えられていることが多く、結果的には規定量以上摂取してしまっていることになり、その数が多くなるほど害も多くなります。舌がごまかされれば、栄養もアンバランスに摂取されます。子供さんが合成添加物を摂取していると、発達障害、特に落ち着きの無い多動性障害の子供さんになります。

イギリスでは子供さんにこれらの食品を食べさせないように運動を行っています。

② あなたは、虫のよりつかない食品をたべている？

これら味、色、艶を良くして“お化粧を施された食品”以外にも、肉類や卵の元になる動物たちはほとんどが外国で大量生産するため、バイ菌などによって病気が蔓延しないようにと、あらかじめ抗生物質を混ぜた飼料でずっと育ちます。また狭い中で飼育されてイライラするため、精神安定剤まで含んだエサで育つのです。ですから見た目は普通の肉や卵でも、決して美味しいはずがありません。人間が使用する抗生剤や安定剤の何万倍もの量を、家畜を始めとする農業、畜産業や漁業で使用されていることはあまり知られていないのですが、そのために耐性菌がどんどん作られてきているわけです。したがって耐性菌は、断然東南アジアが多いのです。

また特に輸入品の穀物には、除草剤をふんだんに浴びたものや、輸送中や貯蔵中にわく穀象虫などを防ぐために殺虫剤をまかれたものなどがあります。虫が死んでしまうようなものを私達は食べているのですから、安全とはとうてい言い難いものが溢れているのです。化学薬品を使った食べ物と有機栽培の食物を舌は教えてくれる能力を持っていますよ。また、虫がつくような食物を選ぶことも必要でしょう。

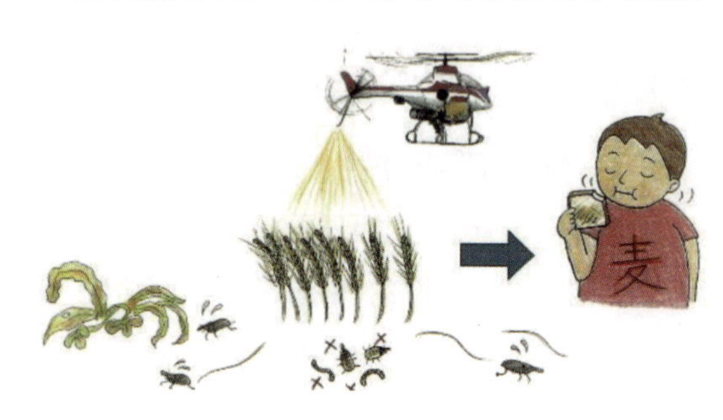

（8）そのサプリメント、実は怖いんです

どこどこに効果がある成分が何万倍も含まれています、と、大いばりで宣伝され売られている物質は、**あなた自身には、とても多過ぎているのです。**稀に不足している人が不足した分だけ摂取したら効果があるかも知れませんが、それをはるかに越えて売られています。

サプリメントは多量の成分が甘い物質で丸錠にして包んでありますので、その人にとって多量摂取していても舌がわからないため、ほとんどの人が摂取過多になる危険が非常にあります。ですから、サプリメント摂取は大変過剰になり易く、害を生じやすいのです。3ヶ月に1回位、肝機能検査位はしてみてください。

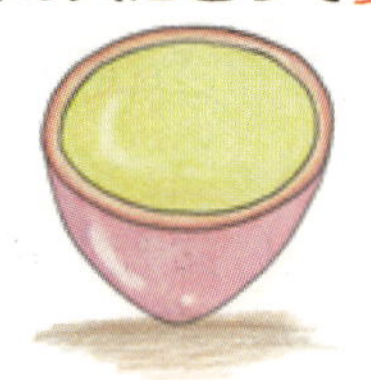

（この頁アサワ医院オリジナル）

（9）水が、空気が、魚が危ない !?

また、水ですら安心はできません。次のような報告があります。それは、完全に清潔だと思われていた公共の浄化槽より出た排水の下流に棲息していたワニの生殖器の発育が悪くなり、ワニが絶滅の危機にさらされているというのです。そこで、その原因とみられる環境ホルモン

（内分泌攪乱物質）が大問題になっています。これはごくごく微量の化学物質で、ダイオキシンやDDTその他の農業薬品、消毒剤などがそのカテゴリーに入りますが、これらが今まで全く安全だと思われていた量の何万分の一の量でも、動物の生殖機能を発育させなくしている実態が判明してきました。

そのため**男女とも中性化し**、動物の将来の存続が危ぶまれだしています。同性愛、同性婚が人間界に増えてきているのは、この為かもしれませんね。このことは将来の人間の進化、健康、そしてもっと言えば存在そのものにも大きく影響してきますので、消毒薬や農薬（DDT、ダイオキシン）など、特に注意が必要です。これらの環境で育った動植物を食べる時も舌は少しおかしいと教えてくれますよ。

さらに一般家庭の室内は、微量とはいえ無数の化学物質で汚染されています。中でも住宅建材や家具、壁紙などの接着剤、塗料や化石燃料から出る発ガン性物質のホルムアルデヒドは、"化学物質過敏症"の原因物質の1つとして問題となっています。化学物質は低濃度であっても、長期にわたって結果的に大量に浴びることで体が過敏になり、アレルギー症状を引き起こすようになります。めまいや頭痛、吐き気、目や鼻、のどの痛み、皮膚炎、不眠症、下痢、呼吸困難など症状も様々で、いずれは花粉症のようにごく一般的な病気となりそうな勢いで増えているのです。

こうしたことは新築住宅で起こるイメージが強いのですが、築10年以上の中古住宅でも石油ファンヒーターやガスストーブなどの室内排気型の暖房器具を使う部屋での室内汚染は、使用しない部屋の何倍も強いことが分かってきました。ですから普段から換気を良くすることは勿論ですが、排気口が室外につながった暖房器具にかえましょう。

それとは別に、古くなると普通の家具等からもホルムアルデヒド等が出ていますので、朝夕30分ほどの室内換気が必要となります。

最近、女性の肺癌が増えています。喫煙者の肺癌は、たばこの煙の粒子が大きいので肺門部に出来易いですが、女性の肺癌は細気管支の末端部の胸膜周辺部に出来るので粒子の小さい物が発ガンさせていると考えた方が妥当です。従って、多年に渡る化粧品多用の微粒子を吸気により吸収し続けていることが、関係している可能性が強いと考えるべきでしょう。お化粧もほどほどにしたほうが安全かもしれませんよ。

（2011年アサワ医院オリジナル）

（10）未来は危ない！

こうして考えると、癌をはじめ多くの生活習慣病、喘息やアトピー、花粉症といったアレルギー疾患などの現代病は、ますます増えてしまいそうです。そこで、まずはこれらの主な原因となる危険な物質を避ける工夫をしましょう。皆さんが人間の舌が本当においしいと教えてくれる自然食品や加工食品しか買わないようになれば、栄養のバランスの悪い人工食品や、有害な物質を含んだ食品は、減っていくのではないでしょうか？皆で、自分の舌をもっと活用しましょう。

（11）卵及び牛乳製品と味噌汁は毎日　～完全食品とは～

一般に‘食材30種類以上は食べましょう’といわれていますね。無論、それらは全て自然食品から摂らねばなりませんが、その中に、最もおいしい卵、牛乳製品とみそ汁は必ず入れてください。放し飼いにした鳥の卵には１羽のひよこが完全に育つだけの栄養素がバランス良く含まれています。牛乳もこれだけで仔牛が育っていくのですから、必要な栄養が種々バランスよく入っている完全食品と言えます。

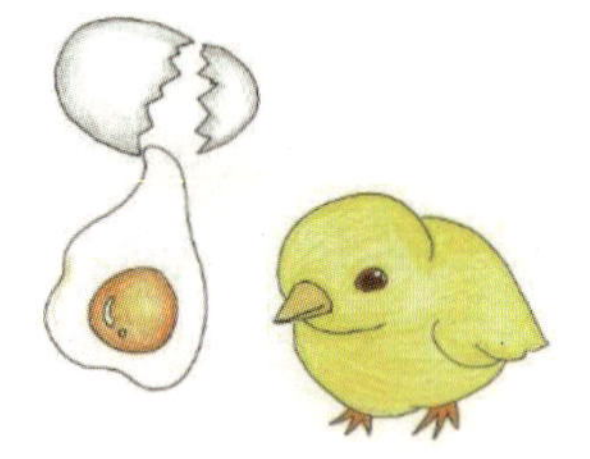

完全食品とは、地鶏の卵のように味の良い卵1個で、1匹の動物が完全に出来る種々の栄養物質全てを、バランス良く持っているということです。特に認知症にならない為にも、卵等が持っている必須アミノ酸（ﾄﾘﾌﾟﾄﾌｧﾝ・ﾛｲｼﾝ・ﾒﾁｵﾆﾝ・ﾌｪﾆﾙｱﾗﾆﾝ・ﾘｼﾞﾝ・ﾊﾞﾘﾝ・ｲｿﾛｲｼﾝ・ｽﾚｵﾆﾝ）を毎日摂取しなければなりません。不完全食品とは、先に述べましたように、白米ばかり食べていると、脚気や認知症になったり、何十年も食べていると胃癌が発生する人もいます。昔は、こぬか漬けにした白菜や大根と共に食べていましたが、最近では色が悪いということで食べなくなったことは、大変危険なことです。

魚の頭もアラといって麻袋に入れて大根などの野菜を煮る時に出汁として使っていましたが、最近は面倒だということで、使う人が減っているようです。この魚の頭汁にEPAなど善玉にする成分は多く含まれているのに、捨ててしまっているのはとても残念です。

家を作る時に、材木ばかり立派であっても瓦1枚不足していたら雨漏りが起こり、家は腐ってしまうように、食べ物の栄養素もバランス良く種々揃っていないと、細胞の出来が悪くなって、認知症になったり癌が発生したりします。

肉ばかり食べていますと、大腸癌が発生します。肉をたくさん食べたければ、牛の頭から尻尾までまんべんなく食べなければ完全食品となりませんね。卵も、味の良い地鶏でないと栄養も少し偏っているでしょう。牛乳も、牛が自由に食物を選んで食べられる放牧の環境下にある牛のミルクが、完全食品に近いということになります。

自然放牧した牛の牛乳を飲むと赤ちゃんがすやすや眠るように、牛乳は心を落ちつかせ、睡眠をとりやすくしてくれます。また、胃潰瘍、十二指腸潰瘍を起こしにくくします。ただし、あまり多く飲むと、おならが増え、お腹が張ります。

みそ汁は抗がん作用がある上、なんといっても元気がでます。日本人、特に、今や世界一長寿県になった長野県人の長生きの源はみそ汁だといっても過言ではないでしょう。毎日の電解質補充の源です。

（12）フェルガードは認知症や物忘れに絶対必要

（フェルラ酸＋ガーゼンアゼリカ[芹]）

こぬかに含まれているフェルラ酸とガーゼンアゼリカというセリ（芹）の成分を摂ると認知症や物忘れがよくなるということがはっきりしてきました。

現代人の白米生活は欠けている食品であるというところを“ぐしゅ”と突かれた思いです。

（13）卵を食べても血中コレステロール値は上昇しない！

卵の栄養成分の中でいつも悪者扱いされているのが、卵黄の脂肪に含まれるコレステロール。卵黄1個中に280mgと高濃度含まれています。しかし、正常な人では毎日5個位食べても血中コレステロール値は上昇しないということが、研究の結果分かっています。

卵にはコレステロールも多いですが、血中コレステロールを他物質に変換させるレシチンというリン脂質も多く含まれていますので、卵を食べても血中コレステロールが上昇しません。卵はひよこになっても、コレステロールだらけの脂っぽいひよこは一羽も出来てきませんでしょう。

毎日1～5個食べても生活習慣病の要因とはならず、むしろ良質なたんぱく質源として積極的に摂ることが勧められています。卵黄レシチンには老人性痴呆の予防効果があります（科学技術庁資源調査会編より）。タレントの板東英二さんは、毎日卵を7～8個食べているそうです。それで頭の回転が良いのでしょうか。

初版　1992年　アサワ医院　オリジナル

（附1）　**微量元素や、水、酸素、必須アミノ酸、電解質液、ビタミン類**

Fe、Cu、Zn、マンガン、スズ
コバルト、クロム、モリブデン
セレン、ニッケル、ビスマス
ケイ素、リチウム、バナジウム
ヨウ素、ヒ素、ホウ素

トリプトファン、ロイシン、メチオニン
フェニルアラニン、リジン、バリン
イソロイシン、スレオニン、ヒスチジン

（附2）　**生き物全体を食べること**

① 青魚の頭、腸（アラ）も必要　　善玉コレステロールを作る
DHA（ドコサヘキサエン酸）…頭を良くしたり、血液をサラサラにする
IPA（イコサペンサエン酸）

② 米ぬか（及び玄米全体を食べる）　認知症に有効　フェルラ酸

③ 白糖より黒砂糖が腸にこたえない、バランスが良い

④ バランス
Na、Caは血圧↑　　K、Mgは血圧↓

⑤ 卵（完全食品）（コレステロール大・レシチン）
5個／日でも、血中コレステロール上昇せず。
老人性認知症予防にも、良質蛋白質として役立つ。

（附3）　科学技術庁資源調査会編「五訂日本食品標準成分表」

★卵のサルモネラ菌

鶏卵が原因と考えられるサルモネラ食中毒が毎年発生している。サルモネラが鶏卵に付着している可能性はかなり高いが、割卵（卵を割る）する前の卵は殺菌性を持っているので、ある程度安全だといえる。ただし、室温保存ではサルモネラの繁殖が活発になるため、必ず冷蔵庫で保管すること。冷蔵庫のドア側に設けてある「鶏卵用保存場所」は、比較的温度が高く、卵殻が直接触れるので、サルモネラに汚染されている危険性がある。鶏卵は買ってきたケースのまま冷蔵庫に奥のほうに保存したい。

最も危険なのは、割卵後の生卵だ。割卵後はサルモネラが猛烈な速度で増えていく。割卵後はできるだけ早く食べきること。ある程度時間が経過したものは充分に加熱しなくてはならない。生で食べるのは、新鮮でかつ割卵した直後のものに限る。なお、鶏卵の賞味期限は「生で食べられる期間」を示している。

★完全食品に近い卵

鶏は卵の栄養だけでヒナまで育つことからもわかるように、卵は牛乳とともに「完全食品」に近い。ビタミンC、食物繊維以外の栄養素がバランスよく含まれている。

ただし、卵黄と卵白とでは成分が大きく異なる。卵黄は、たんぱく質、脂質、ビタミン、ミネラルなどの栄養素に富んでいる。一方、卵白は、たんぱく質は卵黄と遜色ない程度に豊富だが、その他の栄養素はあまり含まれていない。コレステロールも、卵黄には多く含まれているが、卵白にはほとんど含まれていない。

卵白にはリゾチームという強力な殺菌作用を持つ成分が豊富で、卵の保存性に役立っている。

一方、卵黄に含まれている卵黄レシチンと呼ばれる脂質が老人性痴呆の予防に効果があるといわれている。卵黄レシチンは水と油を混ぜ合わせる乳化作用を持っており、マヨネーズの製造に欠かせない。

コレステロール量の多い食品

（食品100g当たりのmg）

食品	mg	食品	mg
卵のきみ	1500	いいだこ（生）	150
にしんかずのこ（乾）	1000	にわとり（もも・焼き）	140
するめ	980	はたはた（生干し）	130
たたみいわし	710	めざし（焼き）	120
干しえび	510	ｽﾓｰｸﾀﾝ	120
しらす干し（半乾燥）	390	ｸﾘｰﾑ乳脂肪	120
あわび（干し）	390	和牛（ﾘﾌﾞﾛｰｽ・赤肉・生）	110
きびなご（調味干し）	370	真あじ（焼き）	110
ししゃも（生干し・焼き）	300	豚足（ゆで）	110
うに（生）	290	つぶ（生）	110
いかなご（佃煮）	280	ラード	100
あゆ（養殖・内蔵・焼き）	260	まがれい（焼き）	100
くるまえび（養殖・ゆで）	240	にじます（海面養殖・焼き）	100
にしん（身欠きにしん）	230	ﾁｪﾀﾞｰﾁｰｽﾞ	100
塩辛	230	牛脂	100
うなぎ（養殖・生）	230	きす（生）	100
無塩ﾊﾞﾀｰ	220	さんま（みりん干し）	98
しらうお	220	大西洋さけ（養殖・焼き）	95
わかさぎ（生）	210	まだい（養殖・水煮）	94
あなごむし	180	全粉乳	93
さざえ（焼き）	170	ぶり（焼き）	89
ﾏﾖﾈｰｽﾞ（卵黄型）	150	あさり（水煮）	89
ﾋﾞｰﾌｼﾞｬｰｷｰ	150	ぶた（肩ﾛｰｽ・脂身）	88
ばいがい（煮干し）	150	さわら（焼き）	87

科学技術庁資源調査会編
「五訂日本食品標準成分表」準拠

（14）簡単な朝食が大きな病気を作る

① 朝食と脱水

夕食を食べた後の体重と、起床して排尿した直後の体重の差は、１kg～1.5kg（1000ml～1500mlの水分に相当）も異なっています。この差が夜中に出た水分量です。夕食が7時でしたら朝7時で12時間、お昼まででしたら17時間、その間に排尿だけで1000ml、鼻から400ml、皮膚から400～2000ml位も、水分が体から無くなっています。

その水分を、朝食のパンとコーヒー位で消失した電解質液を充足することは全く不可能です。この生活が脳梗塞や心筋梗塞をはじめ様々な病気を引き起こす原因にもなります。

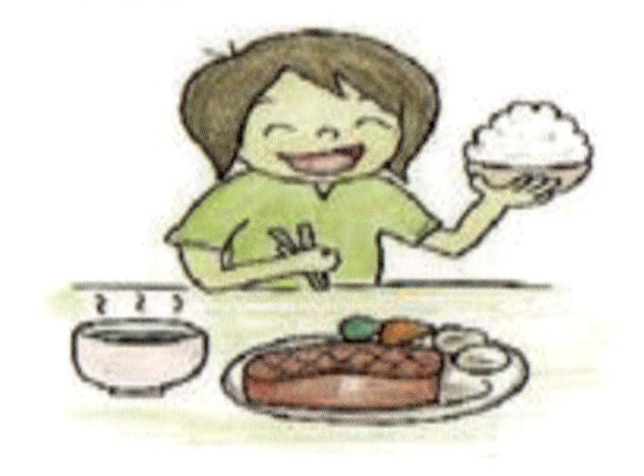

② 朝食で脱水対策

水だけ飲んでもすぐに尿になってしまい、その後の血液の中は脱水になってしまいます。

同じ山に雨が降っても落ち葉の多い山は水持ちが良いように、朝は菜っ葉・大根・ナス・瓜類・トマト・スイカ・いも・カボチャなどをたくさん食べて腸管内を野菜のジャングルにして（ジュースではジャングルが出来ない）、さらに味噌汁やお茶･水を入れて腸の中を「野菜と水の“ジャングルダム”」にしておくと、このダムから血液の方に常に水を送ってあげられますので、いつも血液が濃くならずに、サラサラしていて、脳梗塞や心筋梗塞も起こしません。抗凝固剤（血液をサラサラにする薬）では水分不足の血液をサラサラにすることは出来ない。尿も良く出ていて、血管内に尿毒素を残さないし、また、腎石・胆石も出来ません。
無論、気管支や喉・鼻からも、水蒸気がたくさん出て、気道が常に潤い、咳が出にくくなります。皮膚も「カサカサ」しません。

さらに良いことには、血液に潤沢な水分がある時は、めまい・ふらつきといった脳貧血を起こしません。また、頭痛・肩こり・各所の痛み・便秘もしなくなります。

朝ご飯をしっかり食べる為には、夕飯を早め（５時頃）に簡単な寝やすい食事（うどん位）にしましょうね。脳卒中・心筋梗塞は、一年を通して、午前３時からお昼までが圧倒的に多いのですよ。

遅い夕飯、肥えて寝不足、枯れた朝御飯！→脳梗塞・心筋梗塞

また、味噌汁は冬1杯ならば、夏は汗も多くかきますので3杯で丁度ということになります。年中同じ食事量というのは、大変おかしな話ですね。

今でも刻々とあなたの体から膀胱に水分･塩分･カリウム･マグネシウム･リン･カルシウム等が出ていっているのです。つまり、水分だけなくなっているわけではないのですからお茶や水分だけを飲むのではなく、漬物とお茶を1日に7回程、昔の人のように摂取すると安全です。

体に水分（電解質液）が足りているということは、

① 尿が濃くならない　② 排尿回数が十分ある　③ 便秘していない
④ 喉が渇いていない　⑤ 皮膚が「カサカサ」していない
⑥ 下の血圧より脈数が増えていない
⑦ 検血で尿素窒素が増加していないことが必要です

☆ 逆に濃縮した血液が何年も続き、血管内にコブが出来、血流が悪くなり、下の血圧が75mmHg以下に常にならない方は、脳梗塞・心筋梗塞が近づいていると思って下さい。

2012年10月　アサワ医院オリジナル

（15）上手な水分のとり方

① 人間は、海から発生したので、電解質液（薄い海水）で出来ています。
（体の60～80%）
② 汗をかいたら、塩分（電解質液）と水分（お茶等）を増加させる。
③ 運動が増えたらカロリー源として、糖質を増やす。
運動量が増えつづけたら、蛋白質も増やす。

○ お茶・水は、食事時間に近づいて一口でも飲むと、胃腸を動かし、せっかく溜まってきた消化液をうすめたり、洗い流してしまいます。肝心の食事の時に必要な消化液が不足し、食べ物をしっかりと消化できなくなって、体調も崩してしまいます。

特に痩せている方は、注意を要します。

食べ物は腹時計で食べることです。

※ 逆に痩せたい人は、一日中頻回にたくさん水分摂取を行うと消化液も薄くなって消化不良ぎみになりますので、やせられます。

○ 従って、**食事前2～3時間はお茶・水を口に入れず、**十分に消化液を溜めて「お腹がすいた！」という状態で食事をし、最後にお茶・水をとりましょう。お茶・水は消化液が要りませんので。

ただし運動していたり、暑い所での労働時には、電解質液の充分な補充が必要です。

（16）痩せている人が丈夫になるには

痩せている90%の人は

① よく噛まない人。水・お茶・コーヒー等を、食事以外の時間にちょくちょく口に入れるという人たちです。ちょくちょく飲んで食べていると、胃液をはじめとする消化液を常に薄め下に流してしまっていますので、いざ鎌倉！肝心な食事の時に消化液がありません。全て消化不良となってしまって痩せてしまいます。

② 朝食を食べないか簡単な朝食の人。日中活動時、エネルギーの持出しになって痩せます。
　また、めまい・ふらつきも起こり、仕事が確り出来ません。

対策

① よく噛まない食事は、胃腸に入っても血液の方に入っていけません。お腹が張って、便が増えるばかりです。米粒のままでは血管内に入れません。

② 夕食を早く、5～6時に食べ、よく噛み、腹八分目にして、早く寝る。夕食が早いと、夜、よく眠れ、お腹も休まり、朝食がおいしくなり、たくさん食べられ、たくさん飲めます。

③ 朝食がしっかり食べられると、昼食まで飲まず食わずでいけるので昼食がおいしく、よく消化します。また、同様に、夕食まで飲まず食わずにいくと、夕食がおいしく、よく消化するので、よく眠れるようになります。

④ 夕食がどうしても遅くなる人は、昼食と夕食の真ん中くらいの時間に中間食をとっておいて、夕食を少量でいけるようにしてください。夕食は遅くなるほど、軽い食べ物や牛乳くらいにしないと朝食がおいしく、たくさん食べられません。また、食べる時に食べないでいては、疲れてしまいます。

⑤ 以上のようにして、朝食をおいしく沢山食べ、腹八分目を守れば、体調も大変よくなり、仕事も運動もどんどん出来るようになります。
そして、精神的にも肉体的にも元気になります。

⑥ 朝食がしっかり食べられていないと、血圧が低く、血液がいつも濃縮していて梗塞や認知症がおこります。夜間は時間が長いので朝、脱水気味になり、朝食が少食であればさらにお昼まで、ねばねばした血液が細い血管につまることによってラクナ梗塞が起こるわけです。
血管がつまるとは、つまらない話です。
　また、なんといってもめまいが起こったり、ふらつく、頭痛がする人の大多数は、朝食を確り食べられていない方々です。

⑦ 痩せている人は、食欲が増加するように食事前に適切に運動し、梅干や酢の物で消化液を増やして美味しく食事をしてください。体重が少しでも増えてくると勝手に食欲が出てきます。

⑧ 脳梗塞・心筋梗塞は、1年を通して、午前3時からお昼までが多いですよ。特に夏場は要注意です。ですから、**朝、野菜など沢山食べ、また水分も摂り、朝食を充実させて、体、特に血管内に常に充分な水分（電解質液）を与えることが重要です。尿が濃くなって、腎石のできた人々の90%以上が血液も濃くなっていますので、血管内腔にプラークというコブができています。**

初版　2005年7月　アサワ医院　オリジナル

（17）太陽と遊ぼう！　日光日光（ニコニコ）と！

天気のよい日に外に出て、太陽の光を浴びると、清々しい晴れやかな気分になるものです。しかし最近では、紫外線を怖がるあまり過度の紫外線対策を行う女性や、外に出ない高齢者が増えています。そこで問題なのが、ビタミンD不足です。ビタミンDは、太陽の光（紫外線）を浴びることで作られる非常に大切なものです。

① ビタミンDが不足すると、

1．癌の発生率が高くなる
2．認知症が起こる
3．皮膚疾患が起こる
4．骨の発育が悪くなり、骨折する

といった、様々な問題が起きてしまいます。

② 対策

1．毎日15分位、日光浴をする。（冬は30分位）

全身で日焼けするほど浴びる必要はありません。手のひらほどの面積に太陽の光を浴びるだけで充分です。一日の始まりに朝日を浴びると、ビタミンDが作られるだけでなく、心も元気になりますよ。

2．ビタミンDを多く含む食品を摂取する

まぐろやさけといった魚やキノコには、ビタミンDが多く含まれています。特に、キノコは太陽の光を浴びた干した物の方がより多くのビタミンDを含んでいます。太陽の光を吸収する力をもっているからです。

しかし現代の市販の食品は殆ど日光で干さずに、魚も、キノコも、かんぴょうも人工乾燥しているので、残念なことにビタミンDが多く含まれていないのです。

そこで少し手間ですが、家庭で購入したキノコを2時間程日光にさらしてから食べるとよいでしょう。ビタミンDをより多く摂取することができます。魚等も同様にしてください。

第４章　お腹をこわしてしまったら

1　お腹をこわしてしまったら・・・

お腹をこわした時、上腹部（胃のあたり）に腐った物ができると吐いたりし、下腹部へ行けば下痢になり、嫌な食物は胃腸から出そう出そうと体は自分を守るように働きます。

下痢で全部出たと思っても、腸の中の腐った物は腸の壁にくっついて無くなりません。あなたが口に蛇口をくわえて水をお尻から出したとしても、腸の中をたわしでこすって洗わないときれいにならない程、全部きれいにするのはなかなか至難の業です。

お腹をこわしたら・・・？
胃腸の中をしっかりと洗い流す

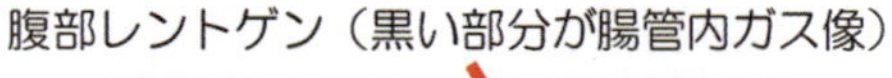
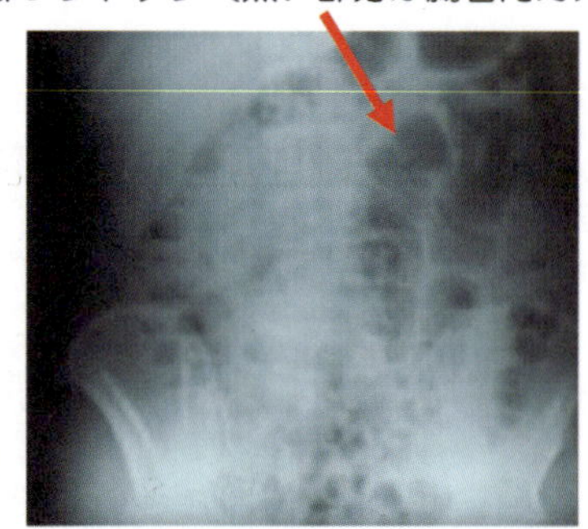

腹部レントゲン（黒い部分が腸管内ガス像）

① お腹のレントゲンを撮影して、自分のお腹の中がどんなに、ガスや便だらけになっているかみてみましょう。

右のレントゲン写真で黒く見えている所がお腹に溜まったガスです。

② 消化液をためるために、食事はすべて４～５時間以上間隔をあけて下さい。その間、お腹が空いて困るようになるまでは、食べたりしないようにして下さい。

③ 腸の中のばい菌や細菌毒素が無くなるまでは、塩分・電解質を含む水分2000～3000ccを４～５時間ごとに一度にまとめて飲んで、O-157であろうと赤痢菌であろうと、まず排便させて腸の中を洗い流して下さい。この事は、大変重要なことです。他院では気が付いていないことです。

同じ量でも、ちょこちょこ飲んでいては尿になってしまい、お尻の方へいかない為、腸の中を洗い流す事ができません。お尻からカメラを入れる時は、4000～6000ccは飲んでもらいますよ。案外、水分（電解質液）をたくさん飲めば、体は食べなくてもしんどくないものです。

浣腸しても腸に水分が無ければ、便はあまり出てきません。浣腸の直前に五苓散を舐めてもらい、2000mlほどOS-1を一気に飲んでいただいて、さらに500ml（乳児）～3000ml（大人）程の電解質液（点滴液）を肛門より注入してから浣腸すると、苦痛も少なくよく排便されます。

たくさん排便されますと気分は相当良くなります。その後、自宅で電解質液がどんどん飲めるようになります。点滴だけでは、その時だけの水分補給で、家に帰ってから脱水になってしまいます。

（アサワ医院オリジナル）

④ 薬が効き、腸の中の消毒が済んでお腹がすくようになってから（空いて困るぐらいになってから）、味噌汁と梅干とおも湯やお粥にして下さい。無論、ワカメスープやこぶ茶のようなカリウムの多い電解質液を、たくさん摂取して下さい。

⑤ お尻や腰、お腹を冷やさないようにして下さい。

どうしても、電解質液が飲めなければ、とりあえず点滴などで血管から栄養水分を入れてから、洗腸してください。

しんどいのは食べないせいだと思わないで下さい。
お腹が疲れて苦しがっているのに、更にお腹に物を入れてお腹を働かせるのは過酷な話です。

しかしなんといっても、なるべく早く腸内の腐った食物汁をきれいにお尻から出してしまってください。食べるのはそれからにしてください。腸管内に腐敗物や細菌がいるうちに食べるということは、細菌に餌をやって細菌を増殖させるだけです。

※　お尻からカメラを入れるときは、電解質液 5000ml 位を2～3時間で飲んで、腸内物を洗い出します。洗い出さないと腸内はきれいになりません。

お腹をこわした方の食事は4～5時間毎に

★この2日間、これが守れるかが決め手です

今日と明日は　（ X ）月（ 1 ）日目 と（ 2 ）日目

3～4時間毎に、1回1500～2500ml位の、
こぶ茶、ワカメの味噌汁の上ずみ、野菜のスープの上ずみ、お番茶、
OS－1及びアクアサポート(電解質液) +お薬

あさっては　（　）月（ 3 ）日目

こぶ茶、味噌汁の上ずみ、おも湯＋梅干、ヨーグルト、お番茶、
温めたスポーツドリンク+お薬

しあさって　（　）月（ 4 ）日目

こぶ茶、味噌汁、梅干とおかゆ、うどん、おじや、ヨーグルト、納豆、
お番茶+お薬

その次の日からは　（　）月（ 5 ）日目

消化の良い食べ物、味噌汁、ヨーグルト、納豆+お薬　**にしてください。**

お腹が減って減って困ったら、お腹は治ったといえます。
食物はよく噛んで、ドロドロになって、唾液がよく混ざった分だけ飲み込み、後はしがんで出してしまえばお腹は大変喜びます。

ノロウィルスの時も、腐ったユッケを食べた時も、O-157の時も、赤痢の時も以上のことを確り行っていれば、死ななくて済みます。

初版　2006年12月　アサワ医院

2　夏バテを防ぐために　　～ 熱中症対策 ～

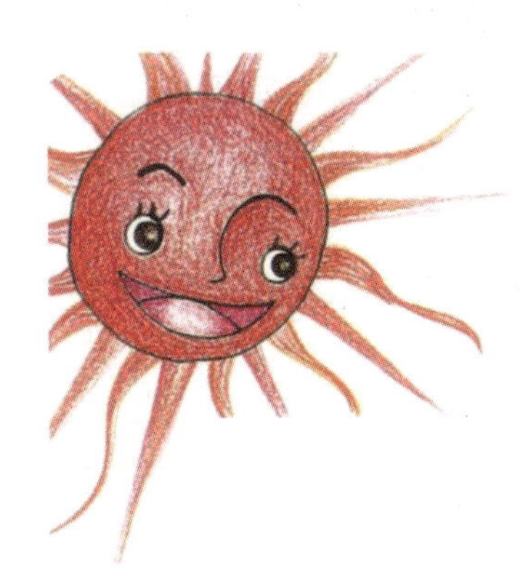

① ミネラル水補給

夏は、昼も夜も汗をたくさんかきますね。汗も尿も、全て血液中の水分が出ます。水分が出て行ってしまった結果、血液濃度が濃くなってしまい、脳梗塞・心筋梗塞が起こりやすい状態になってしまいます。更に脱水が強くなると血圧低下し、虚脱状態になりショックを起こします。これが熱中症です。ですから、水分補給が大変重要です。水分補給といっても、水やお茶だけではダメなのです。汗も尿も舐めたらしょっぱいですよね！

汗をかくと、水分の他に塩分を始めとするミネラル（Na，Cl，K，Mg，Ca，P）が体から無くなっていきます。汗は体から、ワカメ入りの味噌汁が出ているようなものです。

それなのに、水・お茶などで水分だけを飲めば飲む程、更に汗や尿でミネラルがどんどん出てしまいます。

心臓はK・Caで筋肉を動かしている為、ミネラルが減ってしまうと血圧が維持出来なくなって、最悪の場合、心臓は止まってしまうこともあります。

水・お茶だけでは体が水っぽくなり、塩のない人間（しょうのない人間）になってしまいますよ。

真夏日にのどが渇くので、お茶・水だけを飲み続けて、死んでしまった人すらいるのです。

水分補給は、汗とともに出て行ったミネラルをしっかり補いましょう。

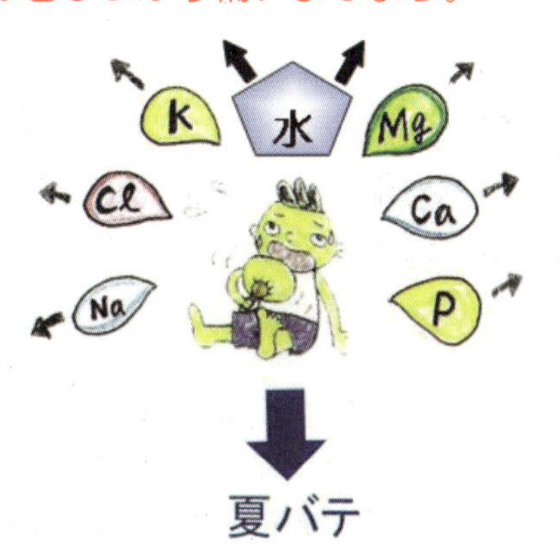

② 朝食をしっかり摂ること

朝食は夕食から12時間は経っています。夜中に汗を大分かいていますから、朝は脱水状態になっています。朝起きた時は味噌汁付の朝食のほかに、トマトやスイカにお塩をつけて，キュウリに味噌をつけて食べて、脱水を防ぎましょう。濃すぎる物はだめですよ。

朝食にステーキでも食べられてこそステキな朝食になって、１日が疲れずに働けて、元気になるというものです。特に冬は茶碗１杯の味噌汁でも、夏はどんぶり１杯の味噌汁を飲み、十分な野菜摂取を行いましょう。

朝食を沢山食べられていたら、お昼までのどが渇きません。お昼に食べるのでは遅いのです。夕食から17時間も経ってしまうのですから、活動する前に食べることが大切です。

無論、夕食を早めに、消化の良い物にしておかなければ、朝食は確り食べれませんよ。

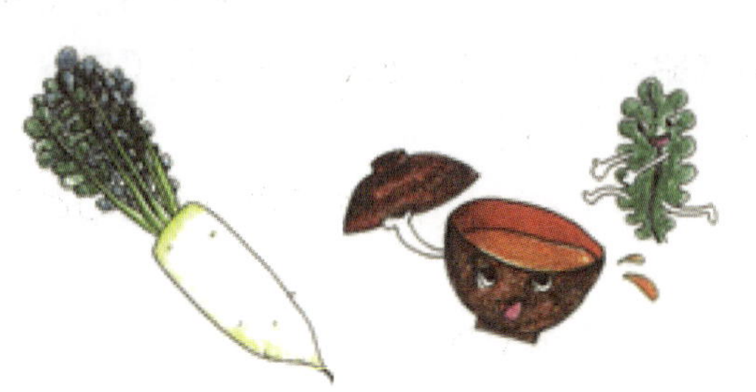

【特に摂っていただきたい物】“薄い塩分（ミネラル）”

- ○ ワカメの味噌汁
- ○ (梅)昆布茶（市販のものは塩分が多すぎてダメ）
  血圧の高い人でも昆布等の海藻類を摂ると、カリウムが多いので血圧を下げます。
- ○ トマトやスイカ
  塩をつけて食べた方が、より美味しく食べられますよ。
- ○ キュウリ・・・味噌をつけて。（仕事にはミソを付けてはいけませんね！）
- ○ コンソメスープ、うどんのスープ
- ○ スポーツドリンク　　運動して汗が非常に多い時
- ○ 梅干・・・食欲がでますよ。
- ○ 美味しく感じるもの
  食物が美味しく感じられたら、その食べ物がその人にとって不足していたという事です。逆に食べ過ぎたり、体にその成分が余っている時は、まずく感じるわけです。まずいと感じたら、素早くその食物摂取を中止して下さい。美味しいからといって甘いものばかり食べるのは困りものですよ！ですから、標準体重も参考にしてくださいね！

患者さん　「先生、朝からそんなにたくさん食べられないです・・・」

先　　生　「朝食がおいしく・たくさん食べられないときは、前の日の夕食がうまく消化出来ていないからだとお考えください。夕食は消化の良い・寝やすい食事にすることです。夕食を早い時間（5時位）に、消化の良いおじやか、よく煮たうどんにしておくと、夜中は胃腸も体もよく休まって、朝食が大変おいしく食べられます。夕食を遅く沢山食べると朝食べられませんよ。

　また、うまく消化するためには、消化液をためる事が大切です。脱水のある時は別ですが、食事１～２時間位前にお茶・水を飲むと消化液を薄めて流してしまい、いざ食事の時にうまく消化できません。ですから、食事前になって水分などを摂らないようして消化液を溜める努力し、食事を美味しく食べて、食後に飲むようにして、良く消化できるようにしましょう。」

患者さん　「でも、水分補給しないとのどが渇いてしまいます。」

先　　生　「朝食をしっかり食べ、飲めていますと、のどが渇かず、昼を迎えることが出来るのですよ。朝食が腸管内で野菜のジャングルを作り、その上で水分を摂れば、ダムの役割をして、体に必要な水分がその都度、腸から血管内へ供給されるのです。

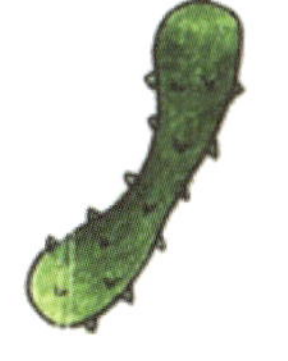

　ダムが無い状態で水分補給をしてもすぐに尿として排泄されますし、消化液も薄まってしまって次の食事が消化できなくなってしまいます。

　朝食の大切さ、分かっていただけたでしょうか？」

③ 睡眠をしっかりとること

先　　生　「夏は暑さで疲れやすいので、他の季節よりも睡眠時間を1時間増やすとか、1時間早く寝たり、昼寝を30分でも加えるとちょうどというものですよ！」

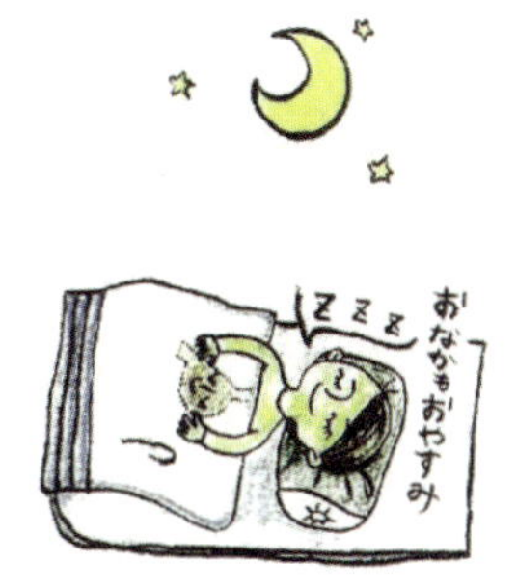

寝易い夕食で胃腸を助け、

快眠で快適な頭と体♪

おいしい朝食♪

患者さん　「３つのことを守って頑張ります。それでも夏バテになってしまったら？」

先　　生　「お腹をこわしたり、特に夏バテで元気のない時は、梅干しとおじやとか、酢の物とか、よく煮たうどんなど、消化のよい赤ちゃんが食べられるような食事にして腹八分目を守りましょう。何と言っても先に述べましたように、電解質液を2〜3時間毎にしっかり摂り脱水が来ないようにすると共に、お腹のバイ菌だらけの食物を出来るだけ早くお尻から出してしまってください。おなかは冷えないように、昼夜、幅の広いタオル生地の腹巻をする事です。」

初版　1995年　アサワ医院オリジナル

【まとめ】　夏バテを防ぐためには

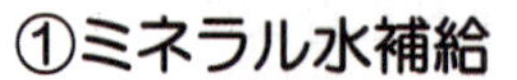

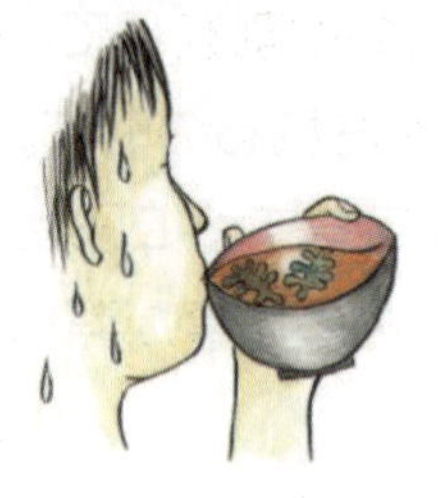

②豊かな朝食

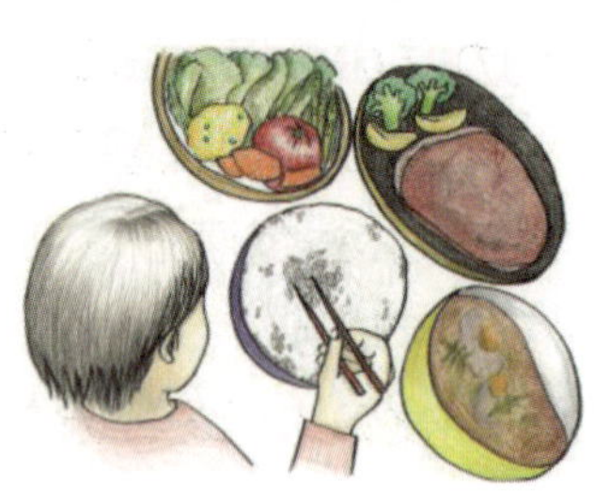

③睡眠

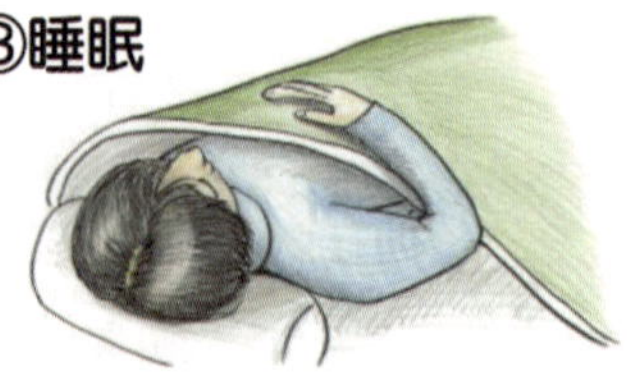

この３つが大切

3　祇園祭

京都の梅雨（6月・7月）は、今も昔も変わらずジメジメしていました。細菌が繁殖しやすく、川の水が汚染され、昔は伝染病、特に赤痢・腸チフス・コレラ等の**重症大腸炎が大流行しました。**

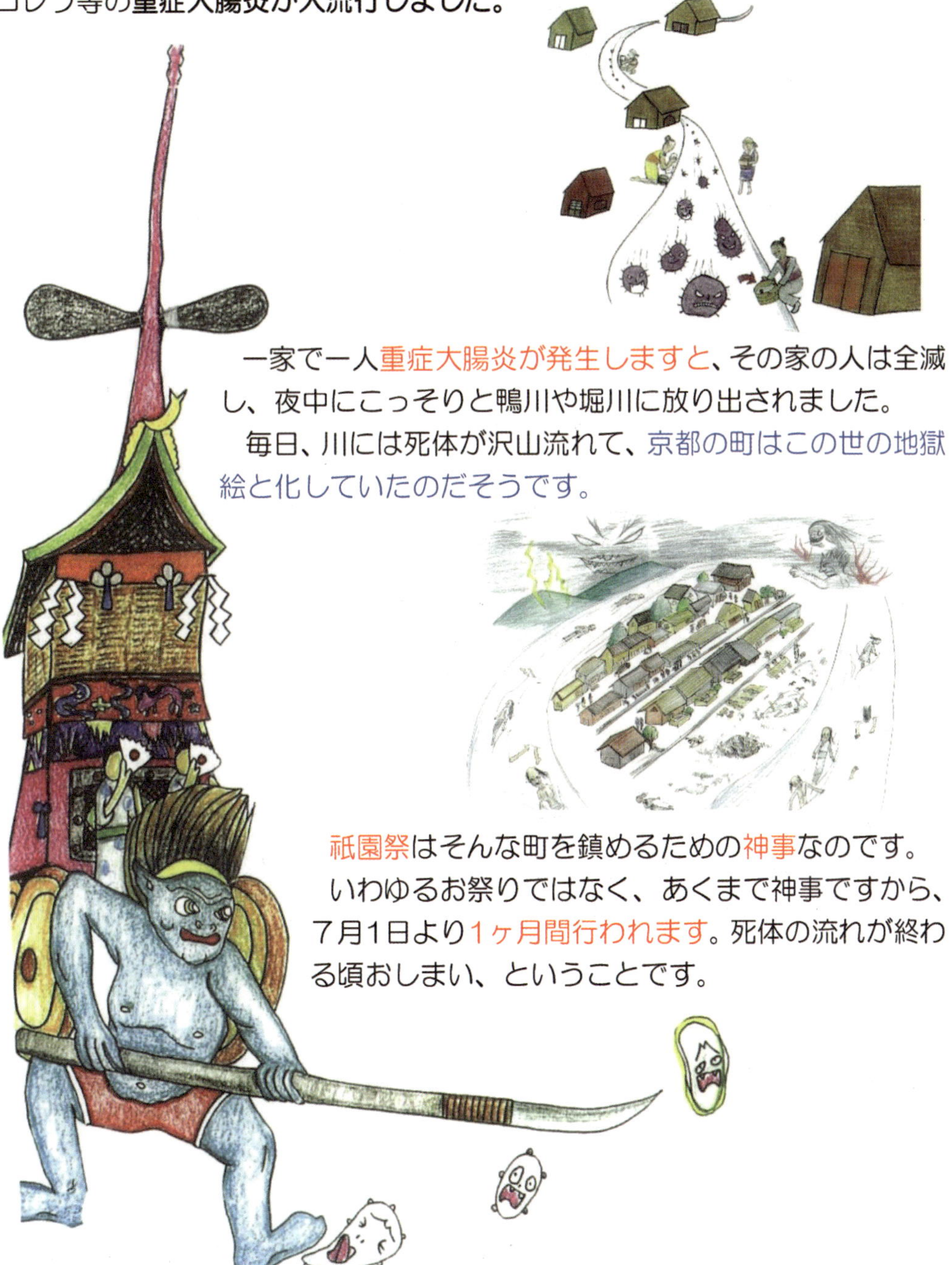

一家で一人重症大腸炎が発生しますと、その家の人は全滅し、夜中にこっそりと鴨川や堀川に放り出されました。

毎日、川には死体が沢山流れて、京都の町はこの世の地獄絵と化していたのだそうです。

祇園祭はそんな町を鎮めるための神事なのです。

いわゆるお祭りではなく、あくまで神事ですから、7月1日より1ヶ月間行われます。死体の流れが終わる頃おしまい、ということです。

～ 皆さんの祖先は大変賢かった ～

皆さんの祖先は、食事前数時間はお茶やお菓子を飲み食いしないようにして胃液（塩酸）を溜めておいて、お腹がすいて胃液が濃くなった時に食事をし、さらに梅干や漬物、味噌を食べて胃液を増やすようにして食べていました。胃液は塩酸ですから、HClのClは塩分Naclから出来ています。

空腹時の胃液は大変塩酸が濃く(Ph2、0)なっていて、お肉を溶かす事ができるほどです。従って、コレラ菌が入っても菌もお肉も同じ細胞ですので、溶かして殺すことができるのです。

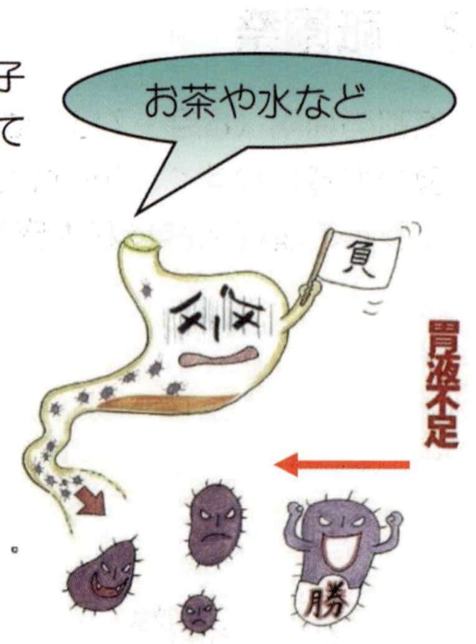

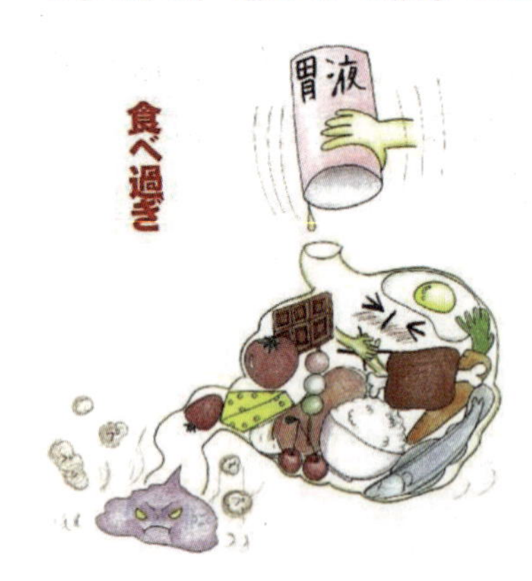

しかし食べる前に水分を多く摂取すると、胃液が流れてしまい、胃酸濃縮は薄くなり、細菌に負けてしまいます。祖先は食前の飲食はせず、濃い胃液にしておく知恵があったのです。
また、よく噛み、腹八分目で止めていました。
腹八分目以上に食べたものは、胃液が足りずに、消化不良になります。コレラ菌は死なずに腸に入り、今度は人間が殺されてしまうのです。

昔の人は子どもを厳しくしつけて育てました。一旦食事が終わったら、途中で口に物を入れずに、次の食事まで我慢させて胃酸（塩酸）を溜めてお腹が空いて困るようになってから食べさせた、というわけです。

以上のように頑張ったあなたの先祖があったからこそあなたが産まれてきたということですよ!

祖先に感謝しましょう。

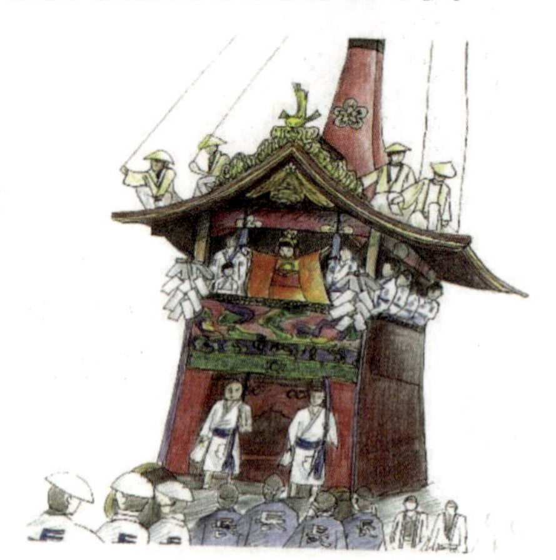

腹へらざれば、食うべからず。

食べても、腹八分目で終わりですよ！

初版　2005年7月　アサワ医院　オリジナル

4　食中毒

2011年5月、ユッケを食べて4人も死亡しました。4、5日入院していても、死んじゃったとのことです。一般的にお腹を壊すと、絶食して点滴と抗生剤・抗菌剤で治そうということでしょうが、これでは腐敗したものがいつまでもお腹にあって、菌が20分毎に倍々に増殖していきます。

① 胃腸炎は細菌やウィルスが**お腹**にいますので、お腹の腐敗した食物や細菌やウィルスをいち早く体外へ排出させることが肝要です。そして自分自身で、充分な水分摂取が出来るようにして、睡眠も十分し易くすることが肝心です。

② 食欲が無かったり排便が無い時は、漢方薬も使い、むかつきを鎮め、2日間程は、数時間毎に細菌のエサにならない飲み物、すなわちOS-1・ワカメのみそ汁・昆布茶など**塩分等の電解質を含む水分**を**2000ml位まとめて一度に**しっかり飲んで、また、お尻からも1000～3000ml程電解質液を注入して洗腸し、腸内を洗い流しましょう。沢山排便しますと、腸内の細菌やウィルスが減って治りも早くなります。

③ 少しずつ飲んでいては尿になってしまって、お尻の方に行きませんので、排便がおこりません。

④ しっかり排便しますと腸管の細菌やウィルスも激減し、また、その後の**水分・食事摂取**も自分から**しやすくなり**ます。また、**鼻、咽、気管支から水蒸気もどんどん出せますので細菌やウィルスが押し出され**、気道内に入れません。肺炎を防げます。

⑤ またお腹が軽くなりますと、よく寝れるようになります。そのことが、たいへん重要です。
しかも、脱水によるめまいなどの脳貧血を防ぐ事が出来ます。点滴だけでは一時的な効果しかありませんし、細菌やウィルスが減りません。

★ 以上のようにすることで、症状が重篤化しにくくなります。このようにしましたらO-157やユッケで死ぬ人もいなかったかもしれませんよ？？

2011.11.25　アサワ医院

第5章

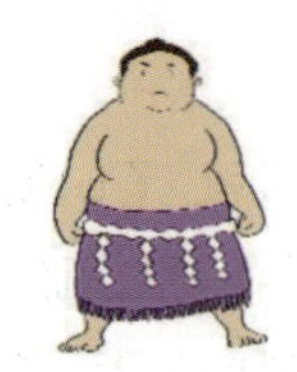

お相撲さんも腹八分目

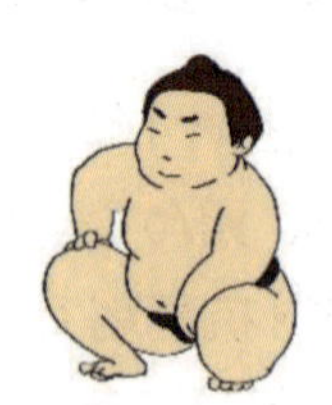

～楽しく力強く人生を過ごそう～

お相撲の旭富士さんが大関の時、何回も綱取りに挑戦しました。横綱になるためには、三場所続けて優秀な成績を修めねばなりません。三場所目はとくに緊張しますし、周囲の期待からのストレスにより、消化不良で、お腹は張り、夜もよく眠れません。そこで彼は15日間全ておかゆだけを食べて戦い、勝って、ついに、そのタイトルをものにしたのです。またあの千代の富士の弟弟子にあたる北勝海も、その様にして横綱になったそうです。

一方、元大関霧島さんは、二場所目に完全優勝をしていましたので、三場所目は、たとえ準優勝でも、横綱になれるというチャンスがまわってきていましたが、緊張のあまり5kgも体重が減ってしまいました。そこで周囲から、巨漢の小錦に負けないようもっと食べろといわれ、体重を増やす為、たくさん食べました。

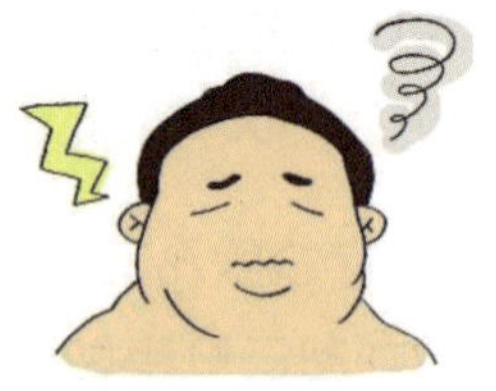

その結果、その大事な場所は準優勝どころか、負け越してしまったのです。

患者さん　「先生、どうしておかゆが良かったのですか？」

先　　生　「う～ん、それは食べ物と消化液の関係ですよ。楽しい時は消化液もよく出ますけれども、誰でも心配事のあるときや、気を遣っている時、緊張している時は、唾液も消化液も出て来ないのです。そんな時は、お相撲さんと言えども、お粥など消化しやすいものがよいのです。普通の食事をしても、消化不良でお腹が張って、栄養にはならないし、眠れなくなってしまいます。眠れていなかったり、お腹が張っていては、いざという時、知恵も、力も、出ないというわけです。かつての野球の長島選手も、クロマティ選手も、試合中は、１才の子供が食べるような消化の良い食べ物しか食べなかったと、テレビで張本さんが解説していました。なるほどなあと思い当たるではありませんか。」

患者さん　「なる程。私も仕事で忙しかったり、気を遣ったりすると、すぐ下痢をしてしまうんですよ。他にも何か食べ方の注意があったら教えていただけませんか。」

先　　生　「昔のおじいさん、おばあさんが、大変思いやりのある“ことわざ”を残してくれています。」

ことわざは、私たちが元気で楽しく暮らせるように
教えてくれる昔の人達からの大変思いやりのある贈り物

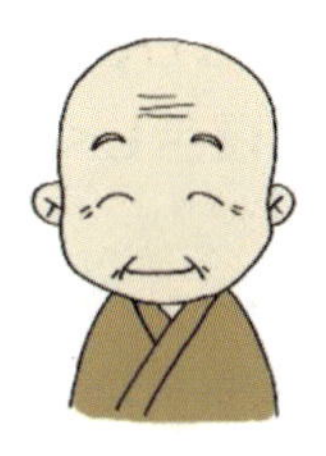

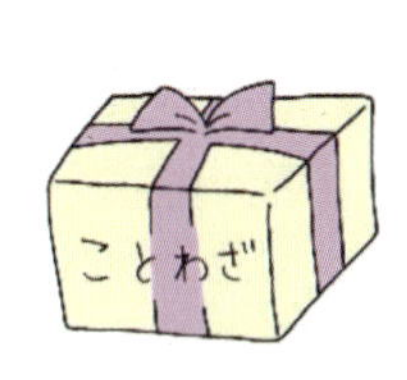

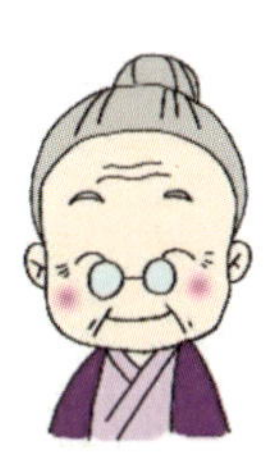

（1）寝る子は育つ　～寝ない子は病気～

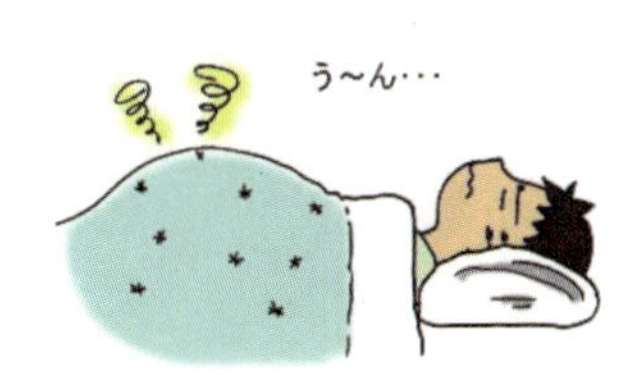

○ 昔から寝る子は育つといいますね。これは赤ちゃんからお年寄りまで言える事です。少なめに食べた場合は早くお腹がすくだけですが、前日の夕食が十分消化されていなかったりすると、寝苦しくてあがいて、横を向いて寝たり、腹ばいになって寝たり、怖い夢を見たり、ひきつけをおこしたりします。又、朝方になってやっと消化して、上向きに寝られるようになりますが、これでは充分に熟睡したとはいえませんね。

○ よく寝ていない翌日、朝食がおいしく食べられませんし、楽しく遊べませんし、たくましく仕事もできません。第一、良い考えが浮かびませんよね！
　特に子供さん方は、眠れなかったあくる日に熱を出したり、風邪をひくことが多いのですよ。受験を控えた子供さん方にも当てはまります。お母さんが子供さんのことを心配するあまり気を遣いすぎて、いろいろ食べ物をあたえると返って食事が消化できず、寝不足にもなり、気力、体力が落ちて頭の働きも鈍くなり、逆効果になりますね。

○ 大人も同じです。食べ終わった後にお腹が張っているようでは、食べ物は消化していないので血液の方へ栄養はいかないし、場合によっては、気分が優れなくなります。従って、お腹が軽く感じられることが大切です。
お腹がやや空いている方が、頭がすかっとしていてハングリー精神でファイトが出て、たくましく勉強や仕事にむかっていけます。

○ 風邪などをひいてしんどい時には食べないからしんどいといって無理に食べる人がおられますが、腸も弱って消化液も少ない状態となっているので、元気を出そうと無理に食べると、消化不良になり、眠れなくなります。風邪を引いた時、何と言っても睡眠が一番です。寝苦しくなってしまうと、かえって悪化してしまいます。赤ちゃん食にしてくださいね。

○ 全くお腹が空かない時でも、電解質液（薄い昆布茶等）はたくさん摂取して下さいね。
刻々とおしっこを作ったり、鼻息の水蒸気や、汗を作る水分（電解質液）がないと、死んでしまいますよ！
夕食は早めに（17時頃）消化の良いものだけにして、夜のうちにお腹もゆっくり休ませてあげることが大切です。
そうすると、朝食がおいしく確り食べられます。

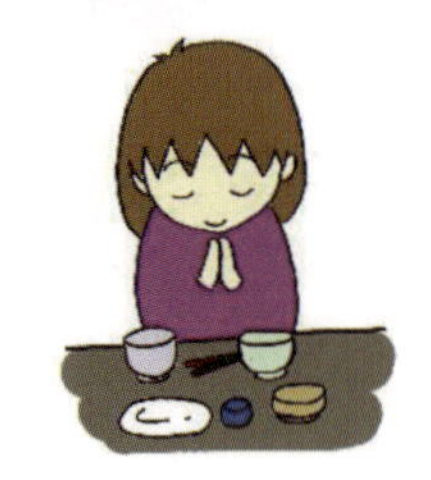

○ 赤ちゃんが夜泣きをした時は、お乳を与えるのではなくて浣腸をしてみて下さい。お乳を与えた時は泣き止んでも、またすぐに泣き出しますが、浣腸してあげますと朝まで眠れるようになりますよ。消化不良の食べ物は、早く出してしまうことです。

（2）痩せの大食い

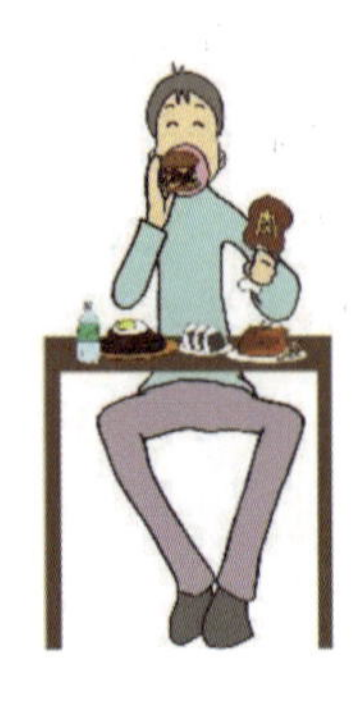

○ 痩せの大食いとよく言いますね。お痩せさんは消化液もないのに、人並みに食べても消化することができず、寝苦しくなったり栄養が身に付かないと言う事です。消化液に見合った量と質を食べないと、役立たないばかりかおならと便が増えるばかりで、お腹が張って睡眠も浅くなり、かえって更に痩せたり疲労していくわけです。

○ ですから痩せている人が丈夫になるには、食事前に運動したり気分転換をしたりして、消化液を溜めてお腹がすいて困る位になってから食事をして下さい。溜まった消化液に見合った食事量を食べてくださいね。食事の時に梅干しや酢の物を一緒に食べると唾液や消化液が沢山出して、よく噛んで咀嚼しておいしく食べて下さい。

○ しかし何と云っても夕食を早く5時位にして、早く寝て朝食を自然においしく確り食べられるようにするとお昼までのども渇かず、水も飲まずに行けると、お昼御飯もおいしくなって元気になります。夕食を遅く食べると朝食は食べられない事が多いです。すると、午前中も喉が渇きお水を飲んでしまえば、昼食の消化液が不足してしまいお昼御飯が消化しません。昼食も消化していなければ、疲れやすいし、喉も渇くし、ちょこちょこ食べたり飲んだりしますので、夕食も消化出来ません。

○ 消化液の充分かかっていない食べ物は、37℃以上もある真夏のようなお腹の中では腐ってしまって、腹痛を起こしたり、吐いたり下痢をしてしまいます。また、下痢とまではいかない場合でも少なくとも、消化して栄養として吸収される量が少ないし、あるものは吸収され、あるものは吸収されないという栄養素のバラつきが生じます。

何と言っても、良く眠れなくなります。

○ このような毎日が続くと病気がちになり、早く老化し短命へとつながるかもしれません。

したがって夏やせも同じで、暑いからのどがかわいたからと言って、食事に近づいてちょこちょこお水など飲むことで消化液が使われてしまい、いざ食事の時には消化液が減っていて、食事したものも栄養として役に立たず、日に日に痩せてしまうのです。

秋になって涼しくなると、水などのチョコチョコ飲みがなくなるので“馬肥ゆる秋”が来る訳です。

（3）笑う門には福来たる

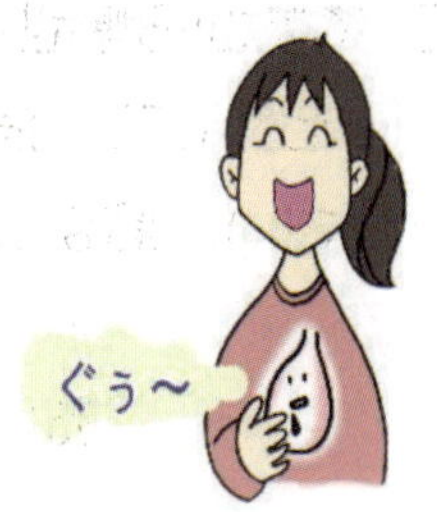

○ 運動をしたり楽しいことがあった時には、より早く消化液も溜まって、よく消化できる食事をすることが出来ます。

○ 何事も楽天的に考えていますと、消化液がどんどん湧いてきて食べたものをよく消化し、よく眠れて栄養もつくということになります。よく笑いましょう！

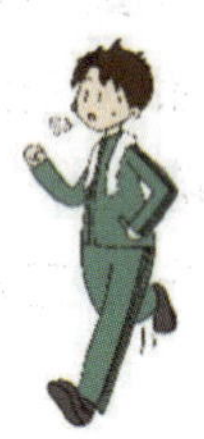

○ しかし、太り過ぎになるような食べ方は困ります。太り過ぎの方は低カロリーで太らない食べ物を食べ、それこそ、痩せる思いで、よく働きよく運動をして下さい。

（4）“早食い”は“早死に”の元

○ “早食いは早死にの元”と申します。消化液が溜まっていてお腹がすいていたら、一目散に口にほおばっていいかと言いますと、そういうわけには参りません。よく噛むと食物が微粒子化され唾液もたくさん出てこなれ、腸に入った食物がどんどん血液に入っていきやすくなります。お腹や体が楽になるばかりでなく、代謝ホルモンも増え、また発癌物質もその効力を無くしてしまうのです。又、よく噛むことで食べ物が良く消化して少量の食事でも腸から血液の方へ入っていく栄養が多くなるので、腸も体も大変喜びます。人生の喜びは、良く“カム”ことから始まります。

○ 赤ちゃんもお母さんの乳首に良く吸いついて、顎を動かして唾液を出しながら飲み込んでいると、どんどん大きく育ちます。反対によく出過ぎる哺乳ビンを使う赤ちゃんは、あごの発達も悪くお腹をこわしたり、夜泣きをしたりして熟睡できないので、発育の悪い神経質な子になる恐れがあります。哺乳ビンは少し出の悪いものを買った方が良いということになりますね。

○ 大人でもジュースや牛乳も良く顎を動かして、唾液をじゅうぶん混ぜてから咽を通してあげましょう。きんさん、ぎんさんも、大変大きく顎を動かして食べておられましたね。

きんさん、ぎんさんが100才の時、こう豪語されていました。「私らは、歯は一つも無いけれどもよく噛むから、歯茎がしっかりして、歯のある人に負けないよ」と。大変感心致します。

（5）親が死んでも“食休み”

さて食事をよく噛んで食べ、お茶を飲んで、もう少し食べたいなあ～と思ったところで止めたら、今度は“親が死んでも食休み”であります。

昔は、親が死んだら人手も減り、野良仕事もたまり、食休みなどしてはおれなくなります。しかし、胃腸に入った食べ物がきちんと消化して、栄養分が血の方に移ってから体を使いなさい、消化するまで体を休めて、お腹を助けてあげなさいと言う親の温かい思いやりを表している言葉なのです。“親が死んでも食休みをしてから仕事をしなされや”と言う意味なのです。

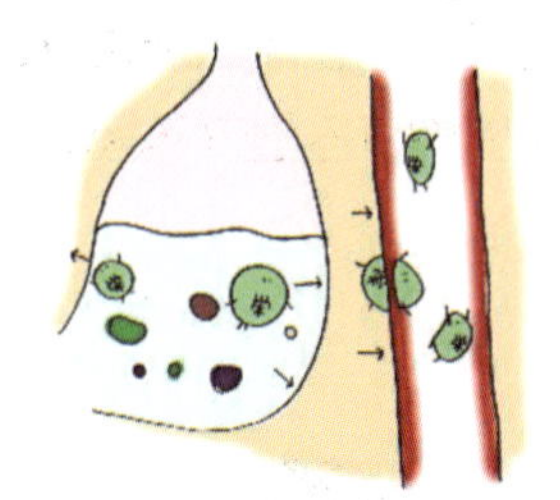

（6）快眠、快食、快便

～うんこさんは昨日までの食べ方の通信簿～

“快眠”とは、熟睡して、さわやかに起きられることです。

“快食”とは、朝からご飯を美味しくしっかり食べられることです。その為には、夕食はなるべく早く食べる（夕5時頃）こと。遅くなる人ほど、消化の良い赤ちゃん食にして、短い時間で体もお腹もよく休まるようにする必要があります。

“快便”とは、食物の種類によっても違いますが、オナラの少ない太目の便が出るということです。しかし便秘はいけません。食べ物は、口からどろどろで胃腸に行き、だんだん水分がとられて固まってくるわけです。便秘は、水不足です。脱水です。

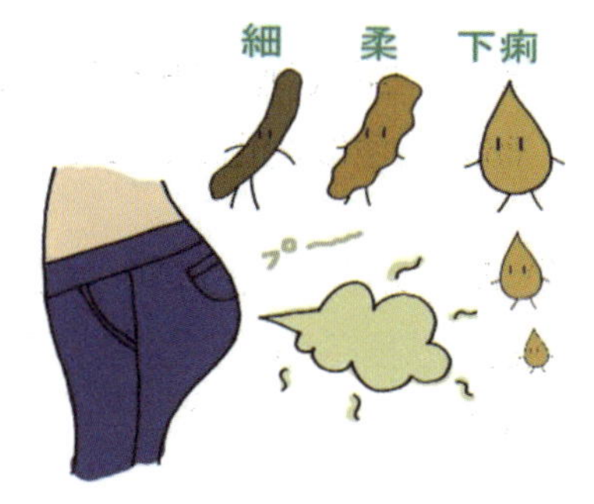

自分のおならは臭くないかもしれませんが、隣の人のおならは臭いでしょう。食物の種類によっても違いますが、オナラは腐敗臭だからです。腹八分目が守られていなくて消化液が足らず食べ物が充分消化していないと、お腹は37℃位の真夏ですから、腐敗が起こります。ガスが多く発生するわけです。そして、細めの便や柔らかい便、時には下痢となります。

（7）尻の穴が大きい

“あの人の尻の穴が大きい”とか、“小さい”とか言いますね。尻の穴は誰でも、大きくも小さくもなるわけですが、出てきた便が太いと大きく見えるし、細ければ小さく見える訳です。

よく消化した太い便をする人は、よく眠れていて、頭も冴え、持久力のあるエネルギーも持ちあわせており、たくましい仕事ができることになります。そして、きっとよい相棒や伴侶にも恵まれることでしょう。 肝っ玉母さんとか、太っ腹の人というのは、こんな尻の穴が大きい人の中から出てくるのでしょうね。

（8）腹八分目

① 腹八分目って？

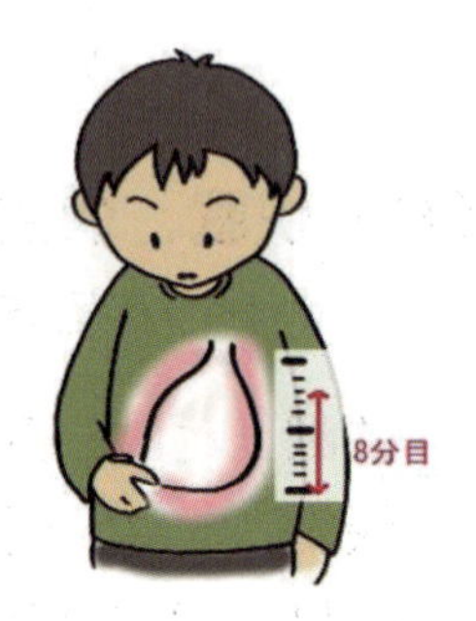

○ よく「腹八分目にしていますか。」とお聞きしますと、「ええ、していますとも！いつも軽く一杯しか食べません。」と言われる方が多いのですが、“腹八分目”とは茶碗八分目ではなく、あくまでもお腹の空き具合の八分目なのです。

○ お腹がすいていない時は、一口食べても腹十一分目です。お腹が減ってお腹の皮が背中にくっつきそうな時は、三膳食べてもまだ腹七分目なのです。本当にお腹が減っている時は、胃液の塩酸のPHが2.0位に強くなり、お肉も溶け消化し、コレラ菌さえも死んでしまうほどです。

○ お腹のすき具合の八分目、つまり、消化液の溜まり具合に対しての八分目だけ食べなさいと言う事なんです。相手の気持ち＝お腹の気持ちになって考えてみて下さい。

食事は、腹が減ってペコペコの時にゆっくりかんで食べて、食べ終わった時にもう少し食べたい処でやめておくことが肝心なのです。

○ あくまでも腹時計で食べること。“腹減らざれば、食うべからず” です。

② そのお茶、ストップ！

夕食前、お父さんが帰って来られるまでの間に、家族の方が「お腹がすいたなあ～」と思い、ひとまず、お茶でも飲んで待っているとします。一時間位後にお父さんが帰って来られて、さあ食べようかと思ってお膳に向かうと、先程のようにはお腹がすいていないことに気が付くことがあります。

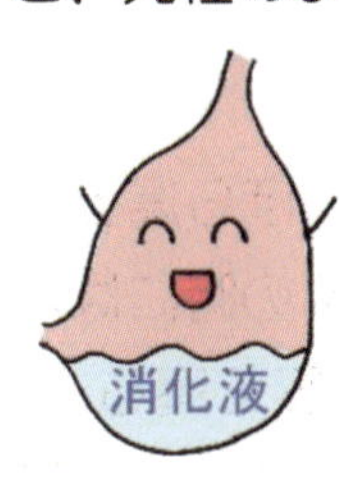

これは一口のお茶でも胃腸を動かし、消化液を腸の下の方に流してしまったからなのです。そして、いざ食事の時には、消化液がいつもより少なめという結果になるわけです。従って、食事前１～２時間は水も口に入れずに、消化液を溜めて食事をし、お茶、水を最後に飲むのが理想的です。

③ 腹空かざれば、食べるべからず

○ 中途半端なおやつの時間は、子供の発育を悪くするか、少なくとも逞しくは致しません。別に３食食べなくても２食でも良いのです。タイの佛教者の中には、１日１食主義の方もおられます。お相撲さんは一日二食です。食間が長い方が、消化液が多く溜まってよく消化し、肥えるという事を証明しています。

○ それについては、面白い話があります。小児科の入院患者さんで、体格のよい子は親のいない家庭の子、痩せていて神経質な子は親のある家庭の子だったんですよ。大変発育のよい子は、何と生後４ヶ月から、食間飲食なしの５時間間隔の食事をしている子供さん達でした。

何故かというと、親のいない家庭の子は三食以外に、お茶だの菓子だのって、ちょこちょこやる者がいないでしょう。それでかえって食事時間に消化液がたまり、食事がよくこなれて、よく眠れるし、発育が良くなるんですよ。親はなくても子は育つですね。実際に、親がいなくて栄養失調で子供が死んだという話を聞いたことはないでしょう。

なるほどと感心いたします。

○ ミルクの子と母乳の子、どちらが体重が多いか、下痢が少ないかといいますと、ミルクの子と統計上は出てきます。その結果から母乳よりもミルクが優れていると勘違いしがちですが、そうではありません。

母乳の子の母親は専業主婦の場合が多く、一日中家にいますので、ダラダラと母乳を与えがちです。よって、消化不良を起こしやすいのです。

一方、ミルクの子の家庭は母親が仕事に行き、決められた時間に規則正しく食事をしている為、消化液が充分にあるので、良く消化する結果であると考えられます。先程言いましたように、消化液を充分溜めてから、食べる事が大事ですよ。

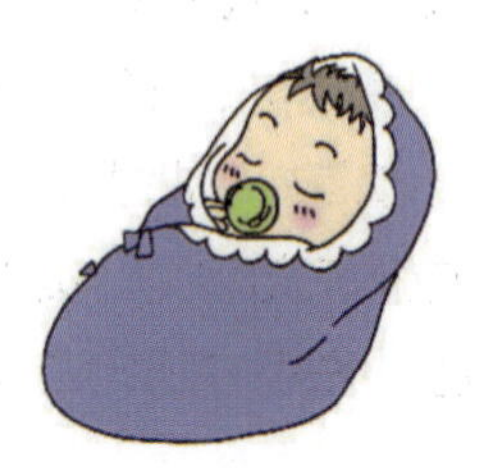

○ 最近の新米の親御さんは、それ脱水がくるといけないとか、ほら湯上がりだからといって、次々と水分などを与えますから、いざ食事の時には消化液が少なくて、消化不良になってしまいます。消化不良のお腹で寝ると、発育が悪くなってしまうし、眠れないので、神経質で夜泣きするような子になってしまいます。寝相の悪い子は寝苦しくて、あがいてもがいて寝ているわけで、“うちの子は元気だから寝ていても運動している”と思うのは間違いなんです。

○ 勿論お腹が空きすぎて我慢していると、低血糖や潰瘍を起こす危険が生じます。その時にこそ食事をしっかりさせてあげて下さい。

④ 腹八分目は、本当に人生を変える大切な言葉

最初にお話した旭富士さんや野球の長島選手、クロマティ選手と同じように、阪急電鉄の創始者の小林一三さんは、食前に必ず、“これだけしか食べられませんので、後はお引きとり下さい。”といわれて、決して多めには食べられなかったそうです。

歌手の三波春夫さんの健康法も“腹八分目とうがい”であったそうです。

お年を召しても、大変張りのあるお声を出しておられましたね。何か事をなしたという人は、必ず腹八分目を守っておられるようですよ。

よく寝るためには、“腹八分目”が守られていなければなりません。“腹八分目”は人生を変える、大変大きな重みのある言葉であるということがおわかりになったでしょうか。

⑤ “腹八分目は人生を変える、大切な言葉
そして人生は腹八分目との闘い”

腹分目を守っていれば、よく眠れて爽やかに起きられ朝食もおいしく、沢山食べられて元気になり、勉強も仕事もできるようになるし、いいアイデアも浮かぶし、ほがらかで家庭もうまく行くし、人にも好かれるし、健康で長生きできるし、いいことばかりですよ。あなたも頑張って下さい。

（9）神経を使う日が続く時は

消化力が非常に落ちています。普通の食べ方では消化できずに、寝苦しく睡眠がとれません。翌日の仕事にも大いに影響します。こういう時は、よく噛んで食べ、噛み切れない食べ物はしがんで出してしまうことです。全部食べるとお腹が張って寝苦しくなります。医者は神経を使いっぱなしですので、私は毎食そのようにして胃腸を助けています。そうでなければ仕事が勤まりません。

早夕飯PM5時

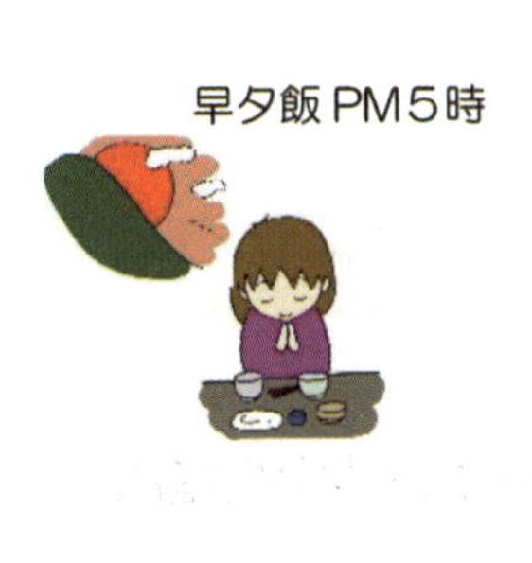

早寝PM8時

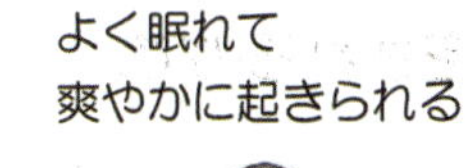

よく眠れて
爽やかに起きられる

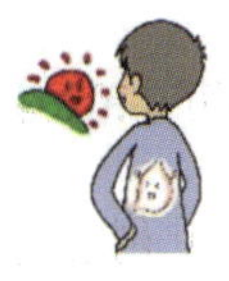

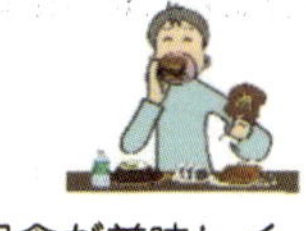

朝食が美味しく
食べられて元気になる

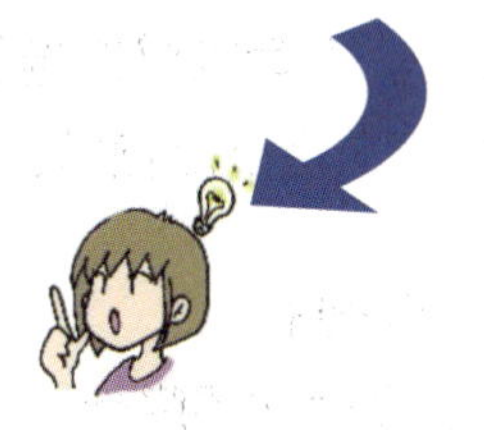

いいアイデアも浮かぶ

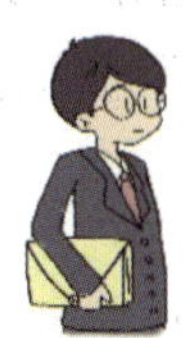

勉強も仕事も
出来るようになる

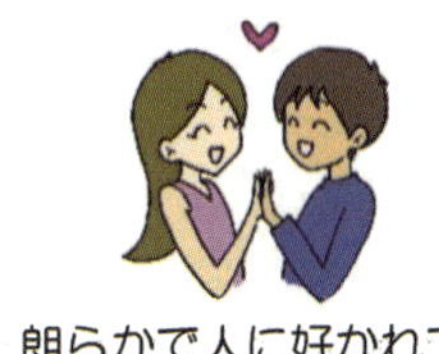

朗らかで人に好かれて
家庭もうまくいく

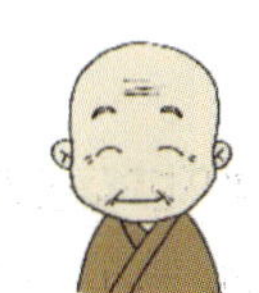

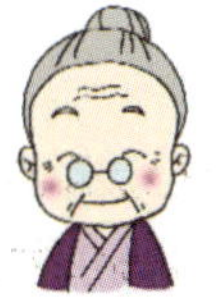

健康で長生きできる

第6章

糖尿病とは＝運動不足(食後)／食べ過ぎ(夕食)の疾患
(Ⅱ型)

糖尿病は、やれば必ず正常化できる

(1) 人間の全ての細胞が生きていくためには

① 人間は、食事摂取(ごはん)からできた**ブドウ糖を、肺からきた酸素と反応させて、そのエネルギーで生活しています。**

② 脳細胞以外は、糖と酸素が反応するにあたって、インスリンというホルモンが仲立する必要があります。

(2) ところが糖尿病の人は・・・

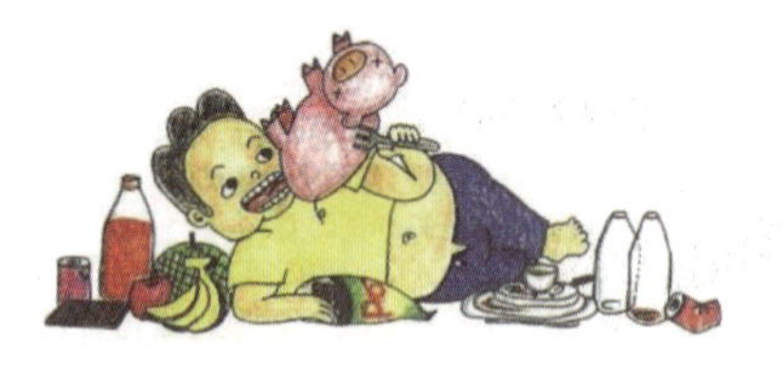

① **必要以上に食事をされるので、**インスリンがうまく働かなくなったり、インスリンが不足**したりしています。**

② 余計に食べた糖(穀類)は、仕方がないので、**グリコーゲンや中性脂肪になり、血管内壁に堆積したり、肥満にしていきます。**
それでも余った糖は、血液中をうろうろして、

動脈硬化
糖尿病性網膜症
糖尿病性腎症
神経痛・足端の壊死
などをおこし、**重篤になっていくのです。**

③ 即ち、
1、腎臓が壊れて、腎透析をしなければならなくなる
2、目が見えなくなる　眼科受診を4ヶ月〜6ヶ月に1回すること

3、頭が頑固になる。
人の話を聞き入れない。
4、心筋梗塞・脳卒中になる
5、足先から壊死になってくる
6、糖尿病性神経症を起こす

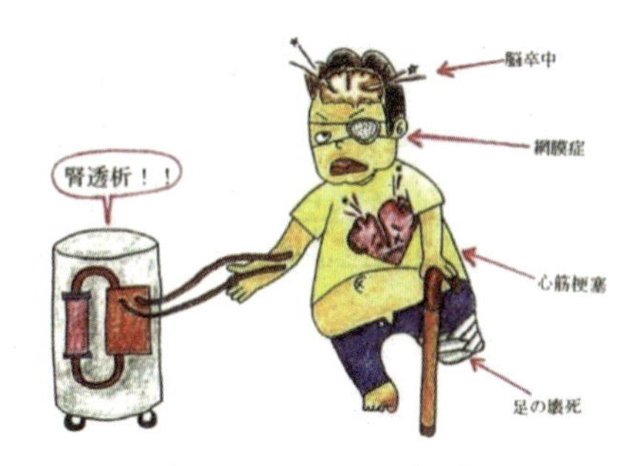

④ 特に、血糖値が200を越している時間が長い人が問題なのです。

血糖値が200を越すのは食後です。特に、夕食後が問題です。食後運動せずにそのまま寝てしまいますので血糖値がなかなか下がらず危険なのです。ですから血糖値測定は、空腹時よりもたくさん食べた眠前の血糖値を調べる方が、意味があるわけです。

寝る前の血糖値測定値が**200を越していなければ、一応ＯＫです。**

朝、空腹時は、70～１１０　食後は、150位まで正常です。

（3）食事療法

① 病院では、栄養士さんが「１日何カロリーにしなさい」と計算していますが、それはある意味では全く無駄なことです。と言いますのは、人間が毎日必要とするカロリーは、**その日の活動量によって全く異なるからです。**

② 例えば、休日と仕事をしている日や、雨降りで家の中でじっとしている日と天気が良くて外へ出かける日とでは、必要なカロリーは数百カロリーも違ってくるでしょう。

③ そのうえ「いつも1300kcalの食事にしなさい」と計算して1300kcalの食事を食べたとしても、その人のその日の消化力によって、消化せずに大便になってしまう方が多い時もあり、実際に血液の方に入ったのは何カロリーか分からないわけです。

◎それなのに、毎日カロリー計算に時間を費やすのは、無駄な話なのです。

④ 最も重要なことは同じ1300kcalを取るとしても、取り方によって、後の病気の発生率が変わってきます。例えば、朝パンとコーヒーで200kcal、昼に300、残りの800kcalを夕食で取ってしまうと、夜中中、血糖値を上げてしまうことになります。要するに、血糖値が200を超える時間が多く

なってしまい、早く腎透析をする可能性が出てきます。しかし朝に800kcal食べても、昼間は体を動かすので、夕食で食べるときよりも早く血糖値が下がり、血糖値が200を超える時間が短くなります。夕食に低カロリーな菜っ葉類、きのこ類、こんにゃくや海藻類だけにしておくと、夜中も血糖値が上がりにくくなり、HbA1cも大変良くなり健康でいられますし、実際的です。正常化確率95%以上です。

とにかく **"遅い夕飯、肥えて寝不足、枯れた朝御飯"** が最も怖いのです。

(4) そこで

① **血糖値が200を越える時間が多いのは夕食後**です。

② 夕食は、もう寝る前で運動しないので、食物はエネルギーとして使ってもらえず、血液中をうろうろしたり、血糖値を上げ脂肪を増やすしか仕方ありません。

③ ですから、夕食は低カロリーなもの(菜っ葉・こんにゃく・きのこ・海藻・山菜など)にして下さい。

④ もしも夕食にご馳走を食べてしまったら、極端に言えば愛宕山か富士山に登ってきてから寝てください。要するに運動してから寝てください。

⑤ 食前に消化液を無くすことも一案です。菜っ葉類やこんにゃく・きのこ類をたくさん食べ、お茶・水などを食前に飲めば、消化液を減らしてくれるので、食べても消化せずに、血糖値が上がりにくくなるわけです。

夕食後の血糖値を下げるために、

夕食の30分くらい前に、

菜っ葉、こんにゃく、海藻類、きのこ類などをお腹いっぱい食べて
お茶・水を

- 1リットル以上飲めたら → 普通食OK
- 2リットル以上飲めたら → ご馳走OK
- 3リットル以上飲めたら → アルコールもOK　　です。

※ 食事の回数は1日３回食よりも、少食にして４回食、６回食にし、カロリーのある食べ物は一度に多く食べないようにする方が、血糖値は上がりにくくなります。

夕飯も早い時間に食べるほど、あまりお腹も空いていないので少ない量ですむ。

遅くなるほど、夕食がおいしくなる。そして、急激に血糖値を上げるのはよくない。毎回、少なめに5回食にする気がよい。（お相撲さんは２回食だから肥えます）

◎ 食事＋甘い物が一番いけない。特に夕食後の甘いものや天ぷら、お酒は厳禁。

（5）何と言っても菜と水分をたくさんとりましょう

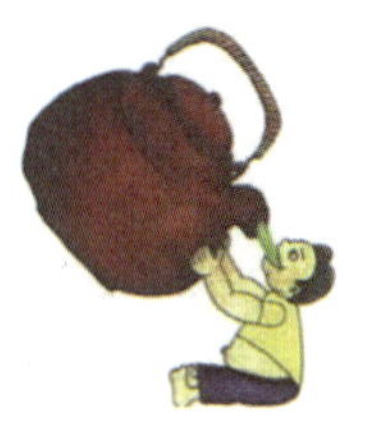

① お茶・水などの水分（電解質液）は１日3リットル以上、出来るだけたくさん飲んで下さい。とにかく、お茶・水を飲みまくってください。

② お茶（こぶ茶）・水（正確には電解質液）を１～２時間ごとに500mlくらい飲むと、いつも血液がサラサラしていて、脳梗塞も心筋梗塞も起こしませんよ。時には、少なめの漬物とお茶も良いですね。

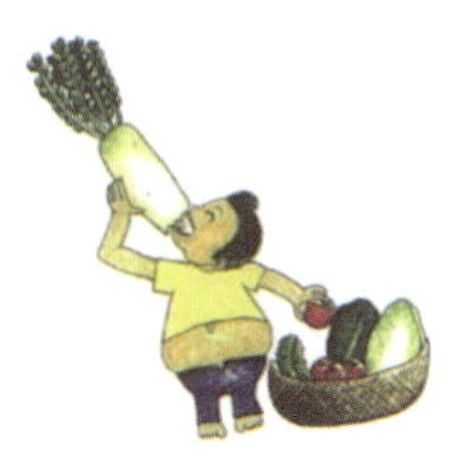

③ 夜中の汗も、尿も、全て血液中の水分から出ます。特に夏は、2000ml～3000mlほど無くなります。
よって、朝は、血が相当濃くなっています。
ですから、起床時は、野菜などを含めて、水分（電解質液）を2リットルくらい摂取して下さいね！

④ 菜類で腸管の中をジャングルのようにしておくとともに水分（電解質液）をたくさん摂取すると腸管がダムのようになり、お腹も空かず、食物の消化吸収を減らすだけでなく、常に排尿も増えて、血糖もどんどん排出され血糖値が下がりやすくなります。

⑤ また、常に（特に起床時に）水分（電解質液）を摂っていると、いつも血液がさらさらしていて、脳梗塞や心筋梗塞を防げます。

⑥　梗塞は一年を通して、午前３時からお昼までが多いので、少なくとも、**午前中に3回**以上たくさんの排尿がある程度に水分（電解質液）を補いましょう。

起床時には野菜などを含めて、１～２リットル位の水分（電解質液）を摂取しましょう。

（6）糖尿病の運動は

① **食後30分～1時間後に行って下さい。** **特に夕食休憩後の歌いながらのジョギング30分以上がとても有効。** そうすると、血糖値や中性脂肪・コレステロールの値が下がります。

② 食事前に運動をすると更に食欲が出てしまい、お相撲さんのように肥える原因となります。

③ また食事療法だけで体重を減らすと、筋肉も骨も衰え、基礎代謝も下がって健康に良くありません。

④ 必ず、運動を**少しずつ増加させる事が必要だと言うことを、くれぐれも忘れないで下さい。**

⑤ そして、５分ジョギング、５分歩行と変化をつけながら、１日10000歩以上を目標にリズムをつけて歩くことも頑張ってみて下さい。

⑥ 眠前の血糖値測定が常に、200ｍｇ/dl以下であれば、糖尿病でなくなります。

（7）服薬は

お薬は夕食前に服薬して、夕食後の血糖値を出来るだけ速く下降させることが、最も肝心です。

（8）肥えている方へ

① 肥満するのは

昼食が12時くらいなのに、**夕食が午後7時、8時になると、昼食後7〜8時間と遅くなって消化液が濃くなり、お腹が空ききった状態で“がばっ”とご馳走を食べて寝てしまう**ので、沢山吸収された栄養が使われずにそのまま脂肪になり、肥えてしまうのです。

皆さん、夕食を午後4時に食べてごらんなさい。あまり食べれませんよ。午後7時、8時と遅くなるほど、美味しくたくさん食べれてしまいます。夕食を遅く、たくさん食べますと、朝食はパンとコーヒーといった簡単なものになりますので、午前中脱水を起こしたり、早く疲れたり、めまい、頭痛を起こす人もいます。また、何と言っても血液を濃くし続けますので、後に脳梗塞、心筋梗塞、腎石、胆石を起こしやすくなります。遅い夕食、肥えて寝不足。枯れた朝ごはん、後日オムツ生活。

② そこで

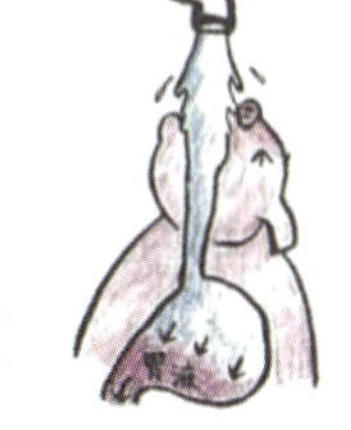

夕食による肥満を無くすことが重要です。
なんといっても、早夕食（午後5時）にすることです。

そしてとにかく、お茶・水（電解質液）を絶えず飲みまくることが有効です。

○ もしも夕食にご馳走を食べてしまったら、夕食後、愛宕山か、富士山に登ってきてから寝るようにして下さい。要するに運動してから寝てください。

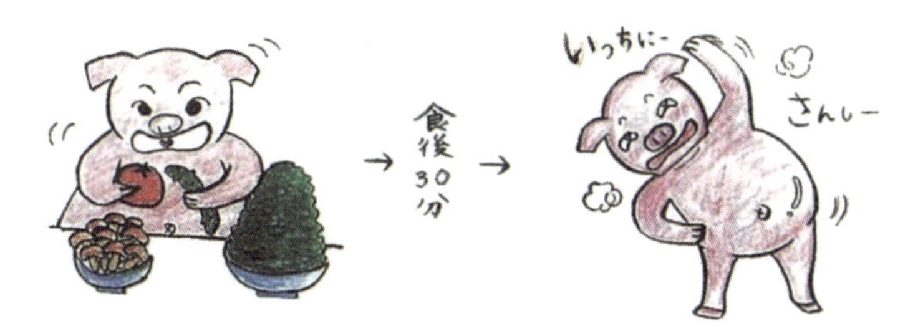

☆ **梗塞は一年を通して、午前3時からお昼までが多いです。**
次に、夕食が遅い人の夕方に起こりやすいです。

③ 運動は食休み後に

食事前に運動をすると更に食欲が出てしまい、お相撲さんのように肥える原因となります。

ですから、**食後**30分～1時間後に運動して下さい。特に夕食後が重要です。そうすると、血糖値や中性脂肪・コレステロールの値も下がって良いですよ！また、筋力もアップします。

また、食事療法だけで体重を減らしていくと、筋肉も骨も衰え、基礎代謝も下がって、健康に良くありません。必ず運動を**少しずつ増加させる事が必要だと言うことを、くれぐれも忘れ**ないで下さい。

初版　2000年　アサワ医院　オリジナル

●血糖値の指標●(国際基準)

	正常	予備軍	不良	少し危険	危険	不可
HbA1c (%) 赤血球に付いている糖の量(2ヶ月間平均血糖値に比例)	5.5以下	5.6〜6.2	6.2〜6.9	6.9〜7.4	7.4〜8.4	8.4以上
空腹時血糖 (mg/dL)	70〜110	110〜130	130〜170			170以上
食後2時間血糖 (mg/dL)	110〜150	150〜180	180〜220			220以上

◎ 夕食を注意(夕食は葉類・コンニャク・茸・昆布類以外はだめ)!!

眠前血糖値 200mg/dL 以上が長く続く程、予後が悪い。

◎ 菜っ葉・コンニャク・茸・お茶・水を1〜2時間ごとに何リットルと常に摂る!!

(消化液を減らすこと)

◎ 夕食後、富士山を登ってから寝る!(運動してから寝ること!!)

脂質異常値

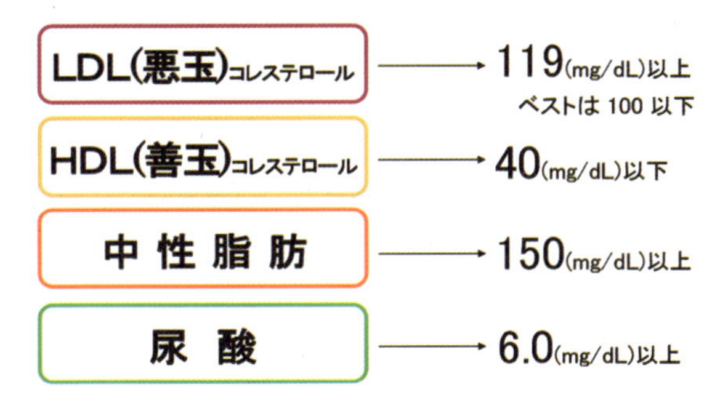

心配ない血圧

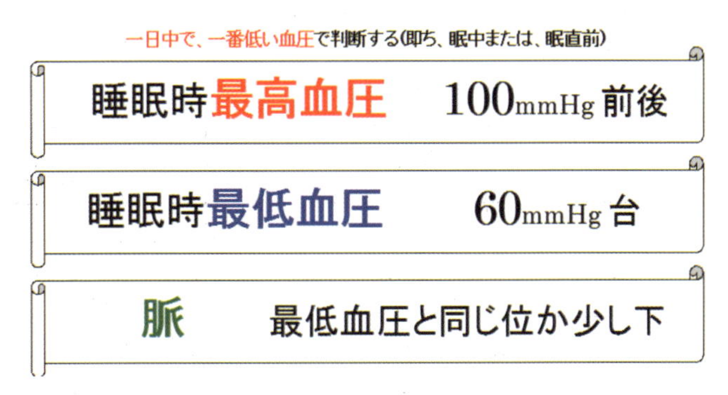

第7章　あなたも、あなたもアレルギー

1　アレルギー症状は抗原よりもその人の元気さで決まる

（1）大きなストレスは全抗体価を10倍以上に跳ね上げる

（花粉も食物も同時に悪化）

‼ これ見て見て！　極めて貴重な症例（世界で）‼

① ストレスにより抗体価が跳ね上がる（RAST）〈花粉も食物も〉

（RAST…アレルギー抗体価　IgE…アレルギー反応の度合い）

【Y.A　68才 男性】　テレビ放映された

基準値：～0. 34Ua／ml

項目名称	2005/3/28	大盗難に遭う	2005/5/20	2005/6/20	2005/7/20	2005/8/20	2005/9/20	2005/10/20	2005/11/21
すぎ	6.90↑		87.90↑	51.60↑	38.80↑	37.20↑	29.90↑	27.90↑	24.80↑
ヒノキ	1.22↑		20.00↑	13.10↑	8.33↑	7.37↑	8.22↑	6.60↑	
はるがや	0.73↑		10.90↑	6.78↑	5.26↑	4.02↑	4.54↑	3.69↑	3.69↑
ぶたくさ	0.74↑		9.98↑	6.00↑	4.70↑	3.99↑	4.05↑	3.68↑	3.29↑
ハウスダスト	2.05↑		6.47↑	4.38↑	3.58↑	2.69↑	2.97↑	2.69↑	2.93↑
米	0.75↑		12.40↑	6.67↑	4.89↑	4.02↑	4.02↑	3.47↑	3.73↑
そば	0.82↑		12.50↑	6.80↑	4.90↑	4.24↑	4.45↑	3.82↑	3.62↑
大豆	0.58↑		9.65↑	5.44↑	3.96↑	3.33↑	3.50↑	2.84↑	2.79↑
トマト	0.73↑		11.50↑	6.29↑	4.62↑	3.83↑	4.29↑	3.39↑	3.58↑
にんじん	0.74↑		11.30↑	6.64↑	5.09↑	4.16↑	4.41↑	3.34↑	3.47↑
オレンジ	0.63↑		10.30↑	5.14↑	4.13↑	3.32↑	3.31↑	3.11↑	3.19↑
じゃがいも	0.72↑		12.50↑	6.39↑	4.98↑	3.99↑	3.98↑	3.23↑	3.42↑
バナナ	0.59↑		10.20↑	5.56↑	4.00↑	3.55↑	3.14↑	2.41↑	2.60↑
		いずれも10倍以上上昇						基準値：～170IU／ml	
IgE	494↑		1089↑	729↑	688↑	719↑	715↑	688↑	642↑

② 今まで抗体価が異常でなかった品目でもストレスにより抗体価が出現上昇、　また、元気になると消えていくものもある

基準値：～0. 34Ua／ml

項目名称	盗難前		2005/5/20	2005/6/20	2005/7/20	2005/8/20	2005/9/20	2005/10/20	2005/11/21
イワシ	LT0.34	出現 → 2ヶ月で消失		0.49↑	0.36↑	LT0.34	LT0.34	LT0.34	LT0.34
アジ	LT0.34	出現 → 1ヶ月で消失		0.36↑	LT0.34	LT0.34	LT0.34	LT0.34	LT0.34
カレイ	LT0.34			0.35↑	LT0.34	LT0.34	LT0.34	LT0.34	LT0.34
サバ	LT0.34	出現 → 消失 → 出現		0.69↑	0.42↑	0.41↑	0.38↑	LT0.34	0.46↑
キウイ	LT0.34	出現 →	4.13↑	2.89↑	1.94↑	1.61↑	1.27↑	1.04↑	1.21↑
α-ﾗｸﾄｱﾙﾌﾞﾐﾝ	LT0.34	出現 → 1ヶ月で消失			0.35↑	LT0.34	LT0.34	LT0.34	LT0.34
羊肉	LT0.34	出現 → 1ヶ月で消失		0.53↑	LT0.34	LT0.34	LT0.34	LT0.34	LT0.34
モールドチーズ	LT0.34			0.56↑	LT0.34	LT0.34	LT0.34	LT0.34	LT0.34
カカオ	LT0.34			0.51↑	LT0.34	LT0.34	LT0.34	LT0.34	LT0.34
イヌ皮屑	LT0.34	出現 →		0.55↑	0.48↑	0.39↑	0.41↑		

このようなびっくりデータが判明したのは

1　これは私の例ですが毎月RASTを測定していたこと（他には例を見ない）

2　テレビ放映された大盗難という誰でも大きなストレスとわかる事件が発生したこと

3　しかもその変化が10倍以上であったこと（文句のつけようがない変化）

4　花粉だけでなく食品に至るまですべてが同時に上昇したこと

5　いままで異常でなかった品目が、ストレスで多数上昇した

等を勘案すると、極めて意味のある重みのあるびっくりデータということになると考えます。

以上から、ストレスはアレルギーに多大な影響を及ぼすことが判明しました。

（2）抗体価は月によって、年によって大きく変わる（知らない人が多い）

《 スギ 月別・年別 RAST変化 》　【Y.A　男性】

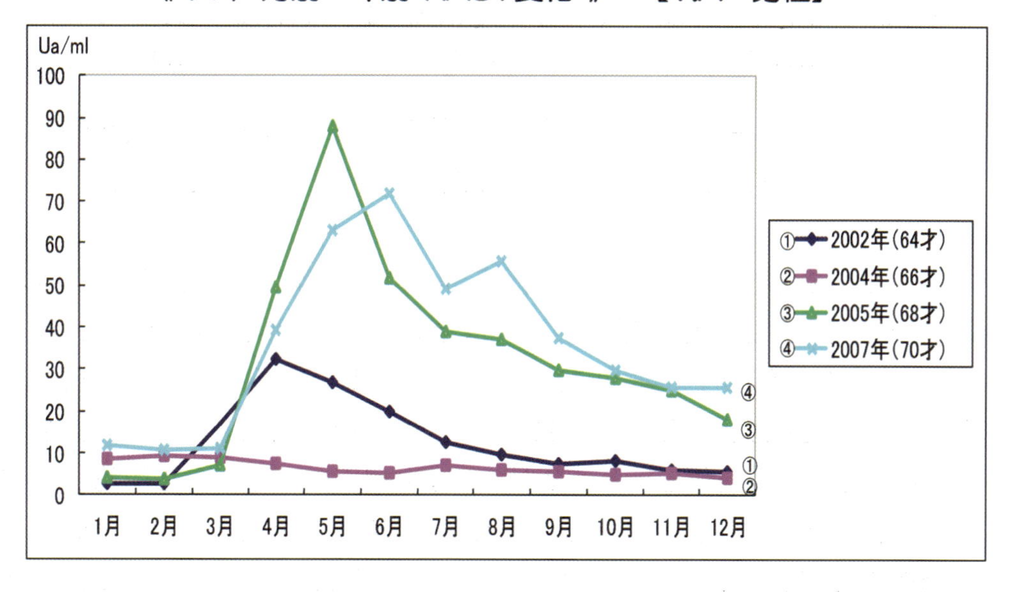

無論、スギ以外もすべて同じような変化です。

（3）元気さは抗体価を下げる

心身が元気な時は最多花粉飛散年でも抗体価最低最少飛散年でもストレスが強いと抗体価は最大となる

【E.H　55才 女性】

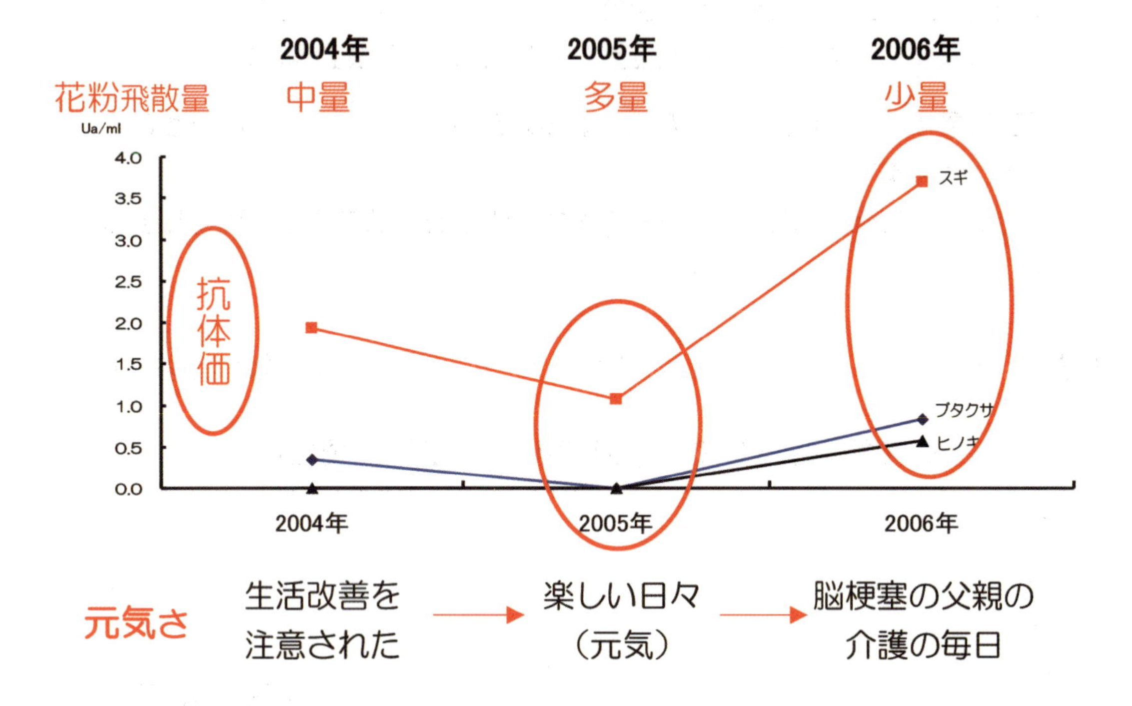

2005年は花粉の飛散がたいへん多かったのですが、この方は、前年にアサワ医院で生活改善を指摘され、改革して日々元気に過ごしていたため、抗体価が前年より下がり、軽い症状ですみました。ブタクサは0値に、スギも1/2値に減少しました。翌2006年は花粉の飛散はたいへん少なかったのですが、父親が脳梗塞で倒れ、家庭での休日のない介護で毎日肉体的にも、精神的にも疲れ果てていたため、抗体価も非常に上がり、近年で一番強く花粉症状が出てしまいました。スギも最大、ブタクサ、ヒノキも0値より上昇し、無が有値になりました。要するに、アレルギー症状が出るか出ないかは抗原（花粉）量よりも元気さの方が優先する、すなわち、元気度に決定権があるということです。このようなことは近親者の介護をしている介護者にはよく見られます。また、被災地にも見られているようです。

（4）生活習慣との関係

2015年6月1日～11月7日にアサワ医院を受診された、

アレルギー（花粉症・喘息）の方・・・300名

うち、生活に問題がある方・・・・・・212名

（就寝時刻が23時以降、朝食を食べない、

睡眠・食事が不規則、昼夜逆転など）

（5）IgE値が正常でもアレルギー症状がある

① IgE 正常値、RAST 高値

【38才　女性】

項目名称	2014/03/20	基準値範囲
はるがや	0.14	～0.34 Ua/ml
ぶたくさ	LT 0.10	
スギ	30.40 ↑	
ハウスダスト	16.90 ↑	
ヒノキ	5.70 ↑	
IgE	139	～170 IU／ml

アレルギーの度合いを示すIgEは正常値と判定されているが、スギ・ハウスダスト・ヒノキのRASTは高値という検査結果になっている。

② IgE 正常値、RAST正常値で、血清好酸球のみ高値

【65才　男性】

項目名称	2014/08/11	基準値範囲
はるがや	LT 0.10	～0.34 Ua/ml
ぶたくさ	LT 0.10	
スギ	LT 0.10	
ハウスダスト	LT 0.10	
ヒノキ	LT 0.10	
IgE	14	～170 IU／ml
好酸球	10.0 ↑	0.0～7.0 %

IgEもRASTも正常だが、アレルギー症状がある→好酸球が高値

（好酸球…白血球の一種。アレルギー疾患等で高値になる）

③ IgE 正常値、RAST正常値、血清好酸球も正常値だがアレルギー症状はある。→ いつかは検査が陽性になり得る

④ アレルギーがないと思っている人も、時が経って検査してみると、血清好酸球または RASTが高値のことがよくあります。
また、それが出没します。

（6）スポーツ等に夢中になっている時はアレルギー症状は出にくい

カテコラミンがたくさん出ているからでしょう。疲れていたり、不安やマイナス思考の時には危険です。

（7）漢方薬の効果

漢方薬がアレルギーに大変効くのは、寒がりは、身体を温める薬、暑がりは冷やす薬という具合に、その人の弱いところを強化することにより、自身の力でホルモンを増やして症状を消すからです。したがって、アレルギーは本人が元気になれば治るという考えと一致しています。

（8）太陽とホルモンの関係

人間は、晴れた朝には気分もさわやかで、頑張ろうと元気も出ますよね。雨の朝は“あぁ、嬉しいな！元気になるぞ！”とは言わないでしょう。特に朝、太陽の光に当たらないと、脳からセロトニンが出てこず、鬱状態になります。また、体内時計がリセットできなくなります。 冬は、太陽光線が少なく鬱状態になり、そこへ、たまたまスギ花粉の時期なので、スギ・ヒノキ花粉が飛んでくるので、花粉症にやられやすい。 5月のゴールデンウィークがくると、心が弾んで陽気になるので、ほとんどの人がアレルギー症状が治る。梅雨時も、雨や曇りで太陽光線が少なくホルモンが出にくいので、イネ科にやられやすい。9月も雨が多いため、キク科にやられます。それに反して、夏は太陽光線が強く、セロトニンをはじめとするホルモンがたくさん体から出ているので、陽気になっており、花粉やダニにやられにくいということになります。

（9）世の中のアレルギー解釈の誤り

① 都会に花粉症の人が多いのは、排気ガスが多いからだと言われていますが、それよりも、田舎よりいらいらするストレス社会であるため、ホルモンが沸出していない可能性が大である。

② 動物と接していると細菌との交わりが多いのでアレルギーになり難いという説があるが、田舎である高崎山の猿が花粉症をさかんに起こしているので、この説はあやしい。従って、人間は田舎で動物に接しているとストレスが解消されるので、アレルギー反応が起こりにくくなると考えるべきである。細菌との交わりは関係ない。

③ 転地すると喘息やアトピーが良くなると言われるが、空気が変わるからではなく、気分が一新されて元気が出るために、ストレスが減りホルモンの出が良くなると考えたほうが合理的である。逆に転地して悪化するのは嫌な気分になる転地だからである。

④ 現代は親の生活が悪く（遅い夕食、睡眠不足、朝少食）、虚弱で生まれてくる子が多い時代であるため、肉体的にも精神的にもストレスに弱い人達の時代である。

したがって、アレルギーを起こす人が多い時代と考えるべきである。 花粉量の問題ではない。

⑤ 一年の中で春は精神的に鬱状態になりやすい時期であるので、アレルギー症状（花粉症）が悪化しやすい時期とも考えられる。つまり花粉量だけではない。

⑥ 寒冷蕁麻疹も、寒さで自分の気力と体力が低下してホルモンが出なくなってしまって蕁麻疹が出るのだと言える。

⑦ 血のつながっていない夫婦が同時に花粉症状が出ることが多々みられます。片方が症状が出ると、もう片方も不安感が増強して発症すると思われます。

⑧ スギ花粉の最盛期は３月なのに、１月にトリアムシノロンの注射をしてもその年アレルギー鼻炎が発症しないことが多々あります。

本人の安心感がそうさせるとしか考えられません。

2　結論・・・極論を申します

以上、世界でアサワ医院しか持っていない、びっくりデータでお話ししました。

そこでおわかりになると思いますが、

（1）　気力・体力が落ちてくると、
　　　　誰でもアレルギー症状が出得る。

（2）　気力・体力が向上すれば、
　　　　誰でもアレルギー症状から逃れることができる。

★ ただし、マラソン喘息のように、口を開いて運動すると、抗原が気管支にどんどん入って、喘息を起こします。なるべく口を閉じて運動してください。

3　したがって、アレルギーを克服するためには、
“気力・体力が出る生活を心がけねばならない”

（1）くしゃみ・鼻水・鼻づまりがあろうとも、口をしっかり閉じて「くそー！鼻でしか息をしないぞ！」と頑張りますと、数分もしましたら、自分自身の体からカテコラミン（ホルモン）が出てきて、鼻が通るようになります。

（2）逆に、“あー、ダメだ。薬はないかなぁ”と悲観的になりますと、さらにカテコラミンが出てこなくなり、症状は悪化してしまうものです。良く寝て、しっかり朝食を摂って、人一倍体と気力を鍛えてください。

（3）私は、84種類調べて71種類にRAST陽性です。検査的に言えば、すべて食べない方がよいということでしょうが、食べなければ死んでしまいますので、開き直ってすべて食べています。時に痒くなるときもありますが、くそっと思って生きています。アナフィラキシーショックを起こすかもしれないと思えば、本当にショックも起こるでしょうね！
　私は年に1～2日しか、治療しません。

— あなたが、気力が、人生を決める —

●質問　「ステロイド治療は本当に悪いのですか？」

●答え　①　悪いと思っている方は、ご自身の体から出るステロイドホルモンも全部除去して下さい。

②　ステロイドも使い方次第です。

筆者の体験から

私は医者でありますが、非常に重度なアレルギー患者でもあります。22年前までは、鼻も体も心も気負けしていたため、患者さんより咳や喘息が続いて眠れず、呼吸器科の大家に治療して頂いたこともありました。しかし効果はなく、自分であれこれと治療を繰り返していました。

そこで、生活改善を行いました。即ち、濡らしたガーゼマスクをして睡眠を充分とり、（但し、平成23年よりカブレステープも口に貼って寝ています）しっかり運動して汗を流し、朝夕、シャワーをした後5秒ほど水をかぶるという生活です。それを始めて２ヶ月が過ぎたころには、鼻炎症状も咳喘息もぴたりと出なくなって、以後17年間過ごすことが出来ました。しかし最近、大盗難に遭った時に、60種類以上の抗体価が10倍以上に上昇し、ひどいアレルギー症状が出たため、あれこれ服薬したのですが眠れなくなり、ケナコルトを60mg注射したところ、長いミミズのような痰がずるずるとたくさん出て、すぐに症状が改善され、いかにこの注射が素晴らしいかを改めて思い知らされました。そしてその後も、以前と同じ運動をして汗を流す生活により、症状は出ていません。

しかし、いくら運動をしていても睡眠不足が3～4日続くと、咳が出始め咳喘息が始まります。以上のような経験や考え方と、40年間で延べ20万人の方に注射をした経緯を基にして、皆さんにお話させて頂きます。

（注：この注射は、年に１回、多くても２回までですよ）

2005年

4　アレルギー性鼻炎と喘息

（1）口が開いていなければ、咳も喘息も起こりません。

［例外：逆流性食道炎のある方（服薬で治る）］

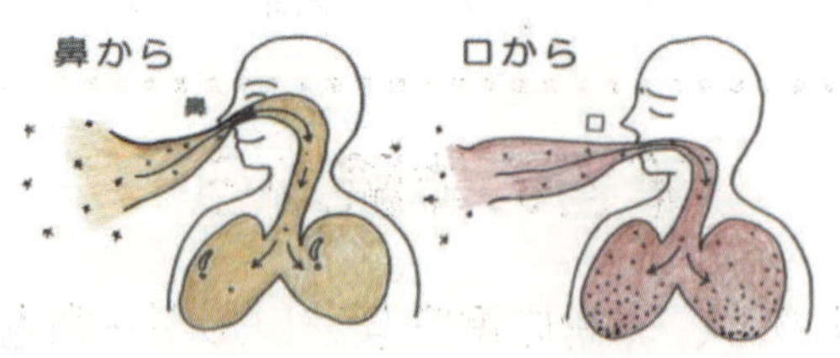

○　咳も喘息も、嫌な物質が口から気管支へと入ってくるから起こるのです。

鼻閉が起こっている時です。

（鼻閉が無いと思っていても、口を開けていたら鼻閉と同じことです。）

（2）口呼吸は、鼻閉は、

①　花粉症の時及びハウスダスト（ダニ）の時
　（通年性になり易い）

②　いびきをかいて寝ている時（酒・肥満）
　睡眠時無呼吸の人
　（いびきは、マウスピースをはめれば治る）

③　口を開いている時
　（マラソン喘息、歌手、お経、歌い、詩吟）

④　風邪をひいた時

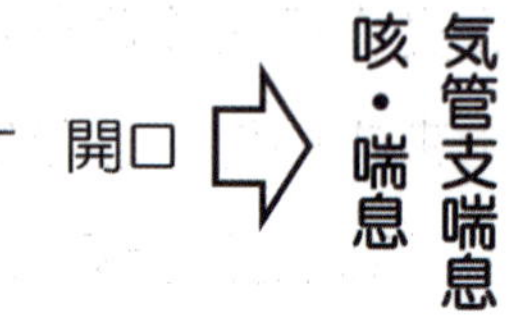

（3）ピークフローで気管支の腫れを見てみましょう。

（鼻が腫れると気管支も腫れます。）

ピークフローは気管支の腫れの度合を測定する検査です。
（気管支が腫れる気道が狭くなる程、値が下がります。）

① Peak-flowの変化

鼻症状があると、咳が無くても気管支が狭くなります。
鼻症状が長く続く程、更に狭くなります。

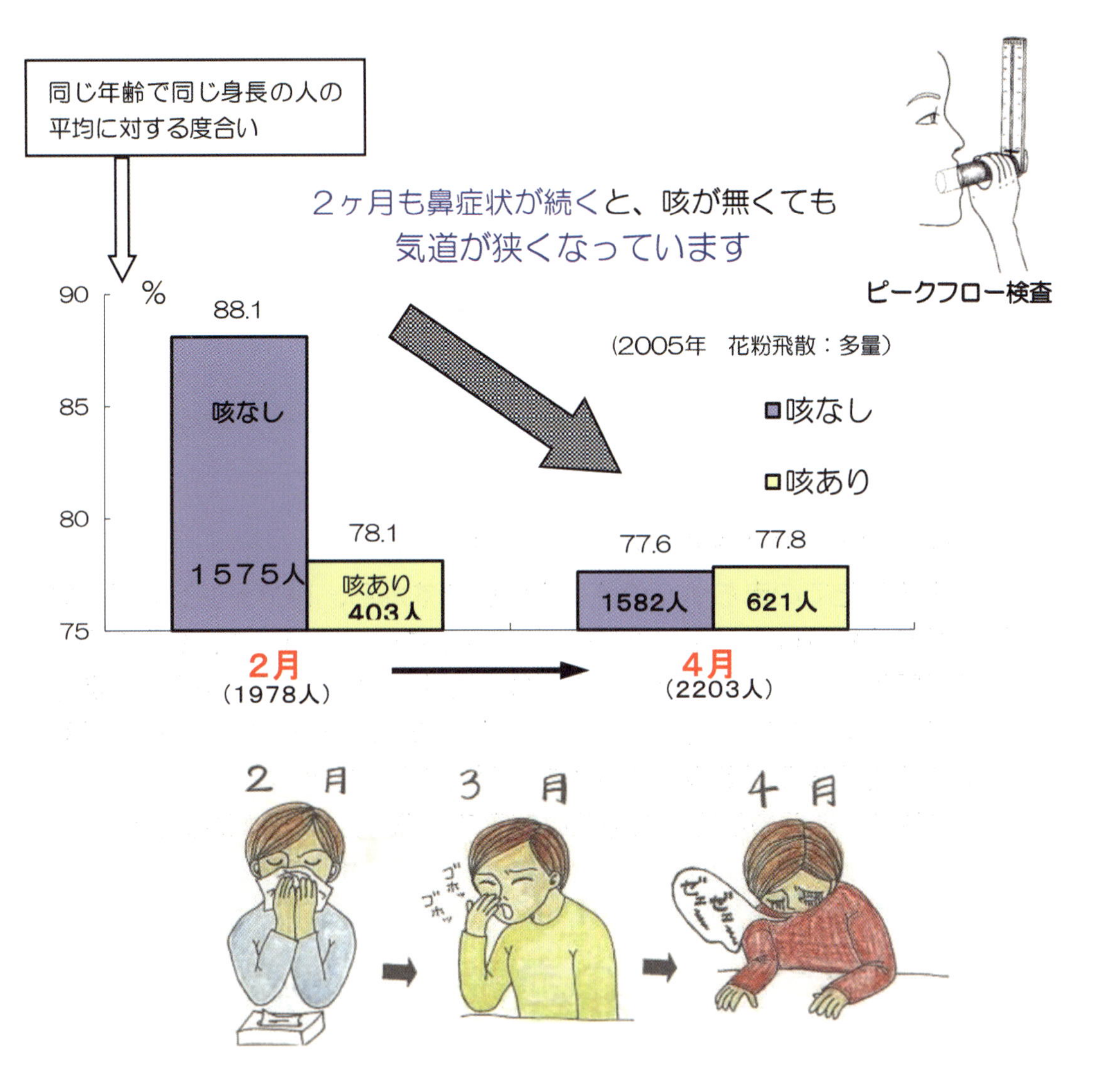

ピークフローのグラフは、花粉症の患者さんについて、アサワ医院で2005年に調査したものですが、100％をその年齢の同じ身長の人の平均値とすると、気管支の内径が狭くなるにつれて％は低くなり、棒グラフは短くなっています。**鼻症状を放置すると、口呼吸が続くので、どんどん花粉が口から気管に直接入り、気管内が狭窄していくため、**3～4月になると咳をしていない人でも気管支内は腫れあがっています。即ち、喘息が起こり易い状態に近づいてくるということです。気管支のピークフローが40～60％以下になると、立派な喘息です。ピークフローが60％以下になったら注射も考えましょう。しかし、再度治療をしなくても済むように、生活習慣を改善して下さいね。咳が無くても、鼻症状を放置すると気管支に花粉が積もり、気管支内の炎症が激しくなり、気管支が肉芽状に固く閉塞していきます。

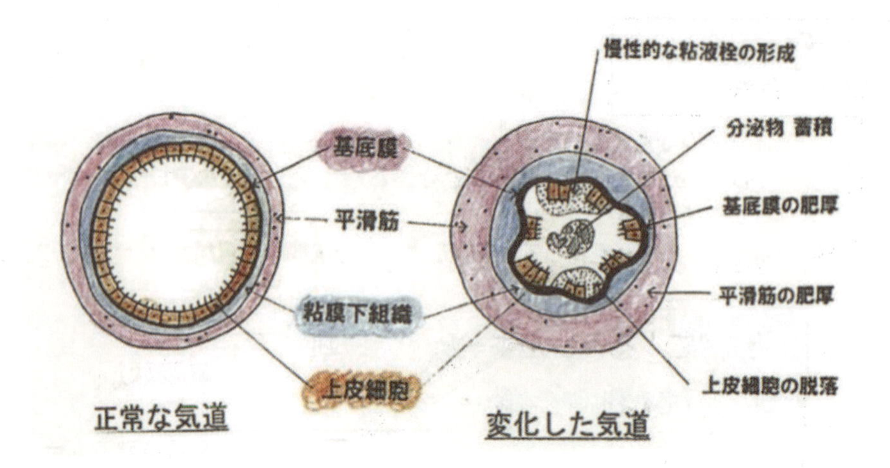

② 役立たずの気管支を作らないようにすること

生まれたての赤ちゃんの肺はきれいですから、レントゲンに細気管支はあまり写りません。70歳でもアレルギーのない人は、心臓のふちや横隔膜がハッキリと見える方が多いです。しかし、アレルギーのある人はたとえ20歳であっても、アレルギーの無い70歳の人より、下肺野の気管支拡張像が増強していることがよくあります。

これは、鼻閉のため、口を開けて寝ている年月が長いからです。

気管支拡張症（白くなった部分）の増強状態

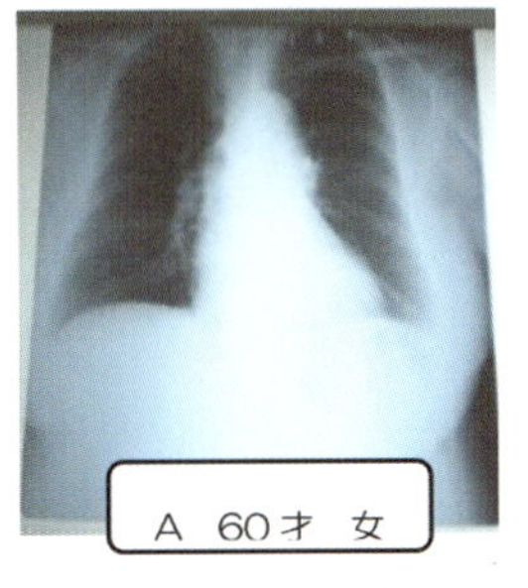

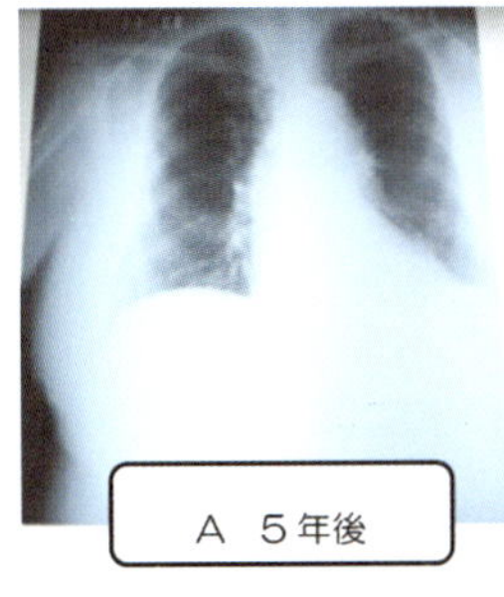

5年後、下肺野が白くなっている。

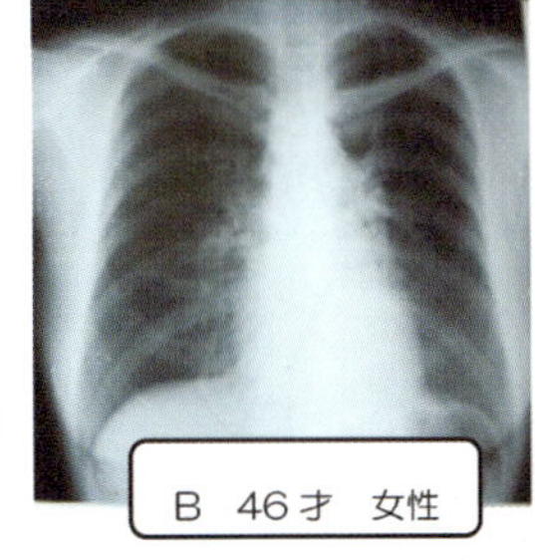

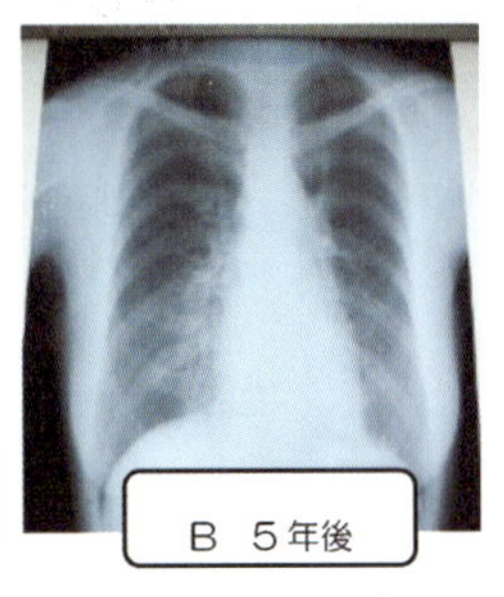

5年後、下肺野がだいぶ白くなってきた。
気管支拡張症増強。

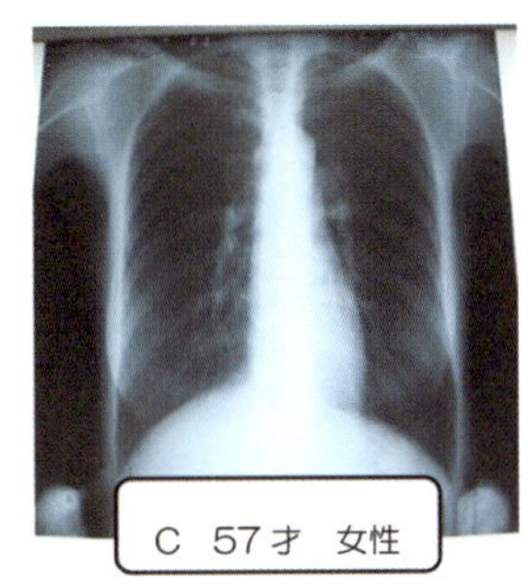

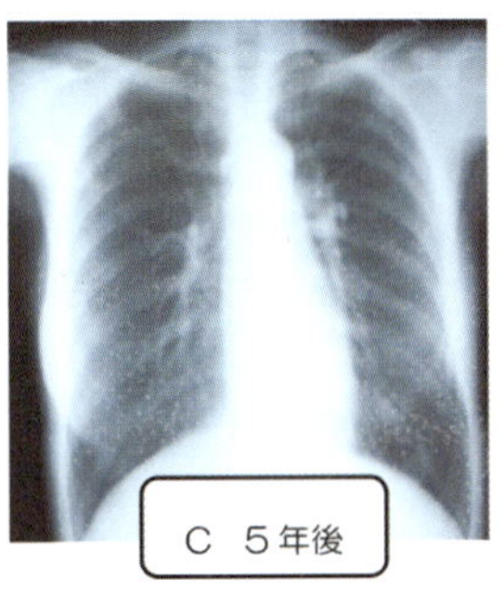

5年後、両肺野と全体が白くなっている。肺気腫も強くなっている。

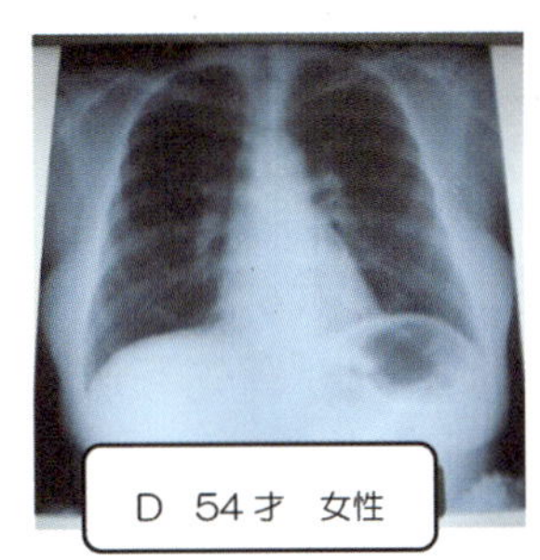

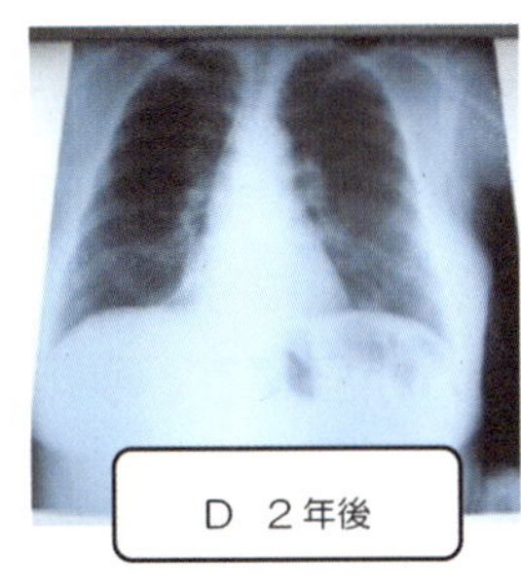

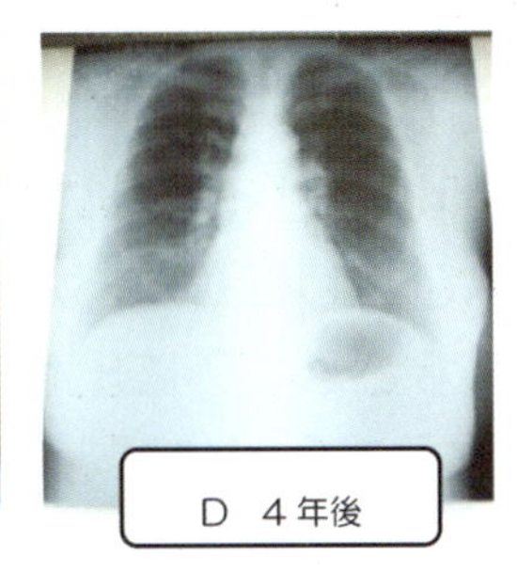

2年ごとに、下肺野の白さが増強している。

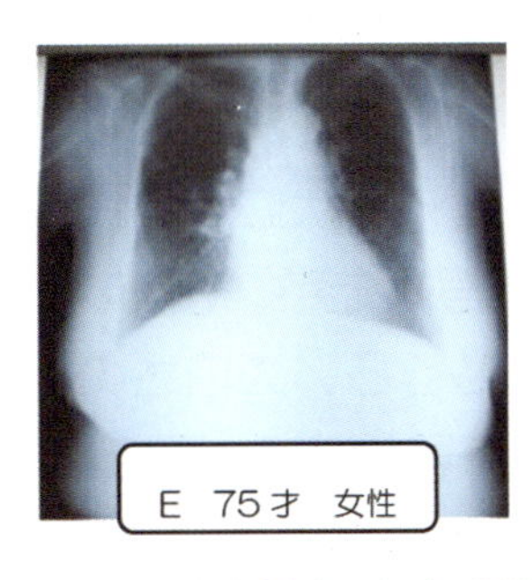

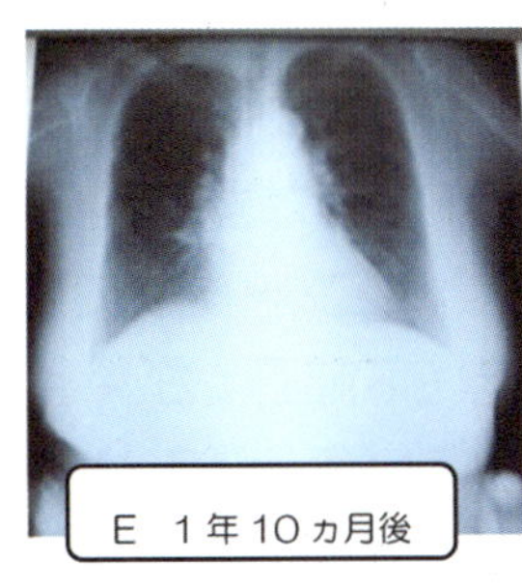

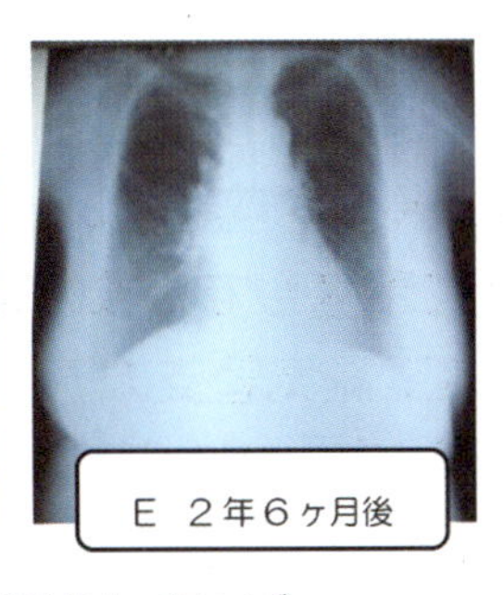

生活改善もせず、77歳の高齢になると、2年半もすれば、
ステロイド吸入だけでは追いつかず、気管支拡張像が急速に悪化する。

（4）気道は水の滴る線毛エスカレーター

①　気道構造

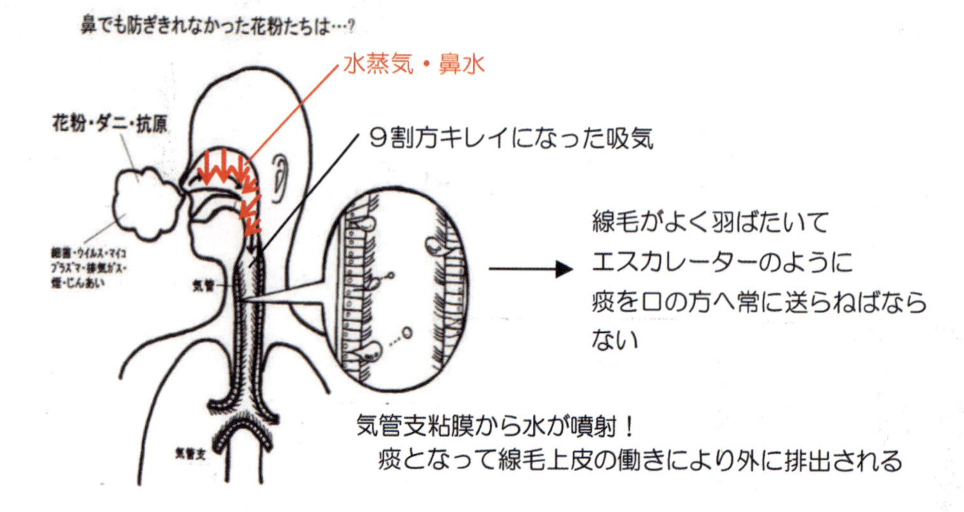

口から入った吸気は、気管支の線毛上皮が大変

②　気管支に潤いを

～鼻、喉、気管支から水蒸気が出なければ、ただの筒～

気管支粘膜表面の線毛は常に激しく羽ばたく蜂の羽のように動いて、異物を上方にエスカレーターしています。花粉・ダニ・細菌・ウイルス等をエスカレーターで押し上げるようにするためには、粘膜から水をたくさん噴射して、粘膜を水びたしにしておかないといけません。粘っこいままでは、淡い痰として、鼻水として外に出せないからです。呼気の水蒸気が鼻先を湿らして出ていくようでなければなりません。

人間は、静かにしている時でも、1分間に15～20回呼吸し、6ﾘｯﾄﾙもの空気が入ってきます。口を開けていたら、鼻道で浄化されずに入ってきたウイルスや細菌、抗原、即ち花粉、ダニ、塵、埃はどんどん細気管支や肺胞に沈着してしまいます。そして、細い気管支の粘膜を腫らして、痰を出にくくさせます。抗原が長く居座ると、気管支粘膜が器質的にケロイド状になり、気管支が永久的に閉塞してしまいます。レントゲンで肺を写した時、そういった炎症によって、細気管支の下の方（下肺野）が骨と同じくらいの白さの気管支拡張像（硬くなって空気の入らない気管支）となって写ります。更に、咳や喘息が長く続くようになったり、上気道ではアデノイドや扁桃炎、中耳炎、蓄膿が起こり易くなったりするわけです。

咳をしている時に湯船の水蒸気を吸っていると、咳が和らぎますね。したがって、朝起きて活動する前、呼吸数が増える前に、気道の水蒸気の源が胃腸になくてはなりません。

朝起きて活動し始めると、呼吸が増えますので、朝食が非常に重要になります。貧弱な朝食では、必要な水蒸気を出すことが出来ません。

朝食を食べなかったり、食べてもパンと牛乳などだけでは、水分が不足するため、気道粘膜が乾燥してしまい、抗原が気道にどんどん入ってしまいます。

そして気道が細くなり喘息に近づきます。**線毛上皮の穂先まで、水は滲々と出ていなければ、ウイルス、菌、抗原等を上に押し上げられなくて、咳が連発されるだけで、放っておくと肺炎になってしまいます。**

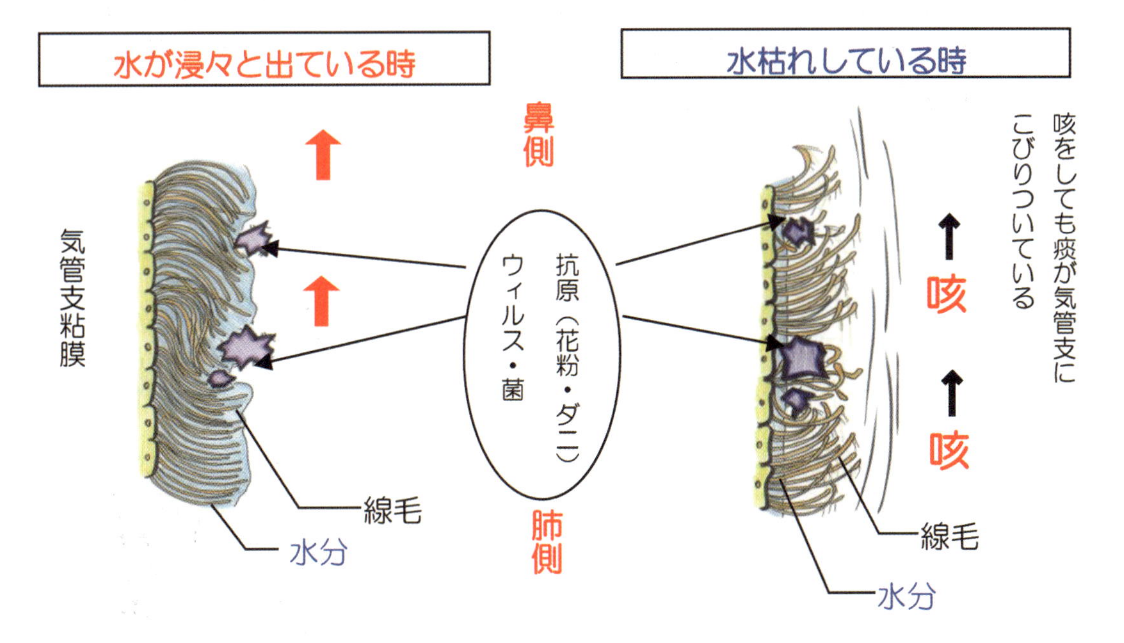

細菌が肺に入って、熱が出たり、咳が出たりと症状が派手に出ても、やがてその菌は無くなってしまうか、菌に勝てずにあなたが死んでしまうかのどちらかですが、ダニや花粉は派手な症状は出しませんが、一旦気管支に入り込むといつまでも気道に沈着し、炎症（やけど）をおこし続け、気管支拡張症を増強させ続けるので、たちが悪いのです。

（5）顕微鏡で見なければ分からない、ハウスダスト（ダニ）対策

これをしっかりしておかないと、枕やベッドには何十万匹もいるので、寝ている間に鼻を腫らし、口から気管支に入ってきて、治療しても年中、咳や喘息が起こってしまいます。

① 洗濯でも、日干しでも、医学会が提唱しているダニ掃除機でも、生きているダニはとれません。

② 枕やベッド、衣類には50℃以上の熱を5分以上加えましょう。60℃だと一瞬で死にます。コインランドリーなら確実。

③ ベッド対策
とにかく枕はゴミ袋に入れて閉じましょう。（ダニは枕が大好き。）
ベッドもビニールで包み、その上にタオルやタオルケットを乗せましょう。

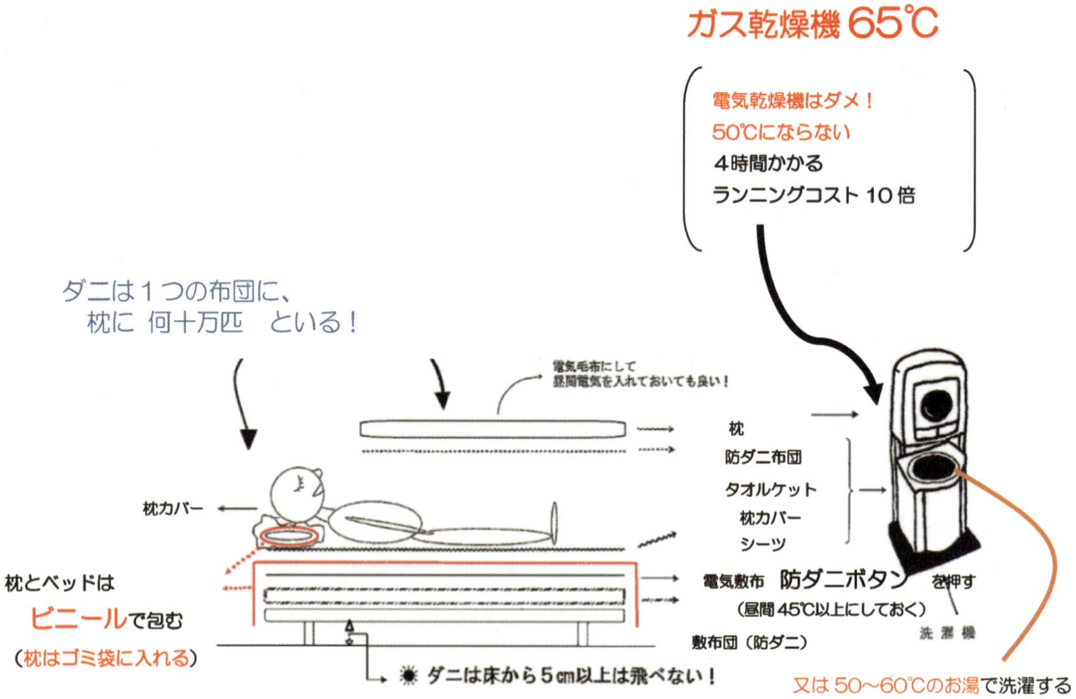

ガス乾燥機 65℃

電気乾燥機はダメ！
50℃にならない
4時間かかる
ランニングコスト 10倍

ダニは１つの布団に、
枕に 何十万匹 といる！

電気毛布にして
昼間電気を入れておいても良い！

枕
防ダニ布団
タオルケット
枕カバー
シーツ

枕カバー

枕とベッドは
ビニールで包む
（枕はゴミ袋に入れる）

電気敷布 防ダニボタンを押す
（昼間 45℃以上にしておく）
敷布団（防ダニ）

洗濯機

※ ダニは床から５cm以上は飛べない！

又は 50～60℃のお湯で洗濯する

一流ホテルでも、シーツは交換して下さっていますが、
前日の宿泊者の湿ったベッド・枕はそのままですね。

（6）花粉症やダニアレルギーのある方は、口で呼吸をしている分、即ち鼻を使わない分、アレルギーの無い人よりも鼻の発達が悪くなっていて、大人になっても空気が鼻から通りにくいです。

体力が落ちた時、

① **抗原や細菌が、吸気と共に口**から入ります。（特に睡眠中。）

② 口蓋扁桃が肥大します。

（口を閉じて生活出来るようになれば、勝手に小さくなります。）

（首のリンパ腺が腫れることもあります。 ＝ のどが抗原や細菌と戦っている姿。）

③ 抗原が気管支に入りやすくなり、気管支が腫れ（炎症）、咳、痰を出します。

④ 抗原や痰が出にくくなって気管支に蓄積し、気管支拡張症が増加してきます。

⑤ 気管支で抗原抗体反応が強くなると、粘膜が肥大して気道が狭くなり、「喘息」が強くなります。

⑥ 気管支拡張症や、長期間の喫煙で、慢性閉塞性気管支炎（常に息が苦しくなる病気）になる人もいます。

※ また、**口を開けて寝ている**と、肺から戻ってきた呼気が口から出てしまうので、**鼻道を湿らすことが出来ず**に鼻道が乾き、特に鼻先が乾いて鼻粘膜が割れてしまい、**朝、**鼻血を出す方が多くなります。

（7） 鼻血が出た時

① 先ず、鼻の骨部と軟骨部の境の部分を強くつまみます。

② 鼻翼を氷で冷やします。

③ アルト（海藻から出来た止血剤）をワセリンに混ぜた軟膏を指先に盛り、鼻の中に押し込みます。

④ 鼻翼を押さえて離します。

⑤ 指を離すと空気が通り、苦しくありません。

⑥ 寝る直前に②を、１週間程しておけば、元気な粘膜になって出血しなくなります。

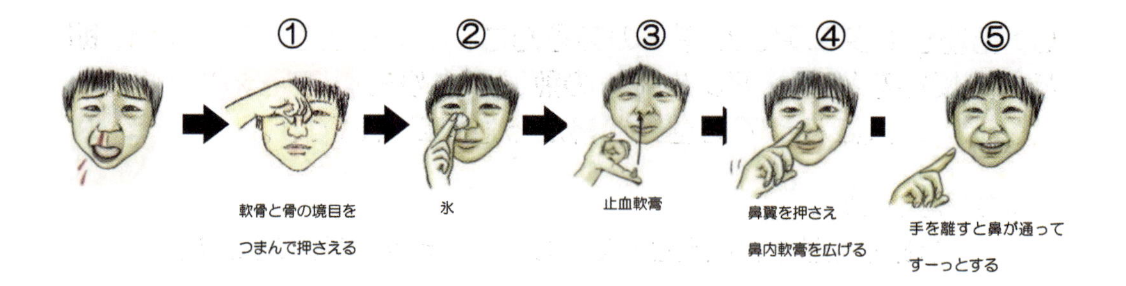

（8）薬の上手な使い方

> **薬は、症状が出て困ったら服薬して下さい。**
> **症状がない時、症状が治っている時は、服薬の必要はありません。**

〈Ⅰ〉漢方薬（眠気なし）

10分くらいで効果のある自分に合った漢方薬を探し出すこと。

（30分以上経っても効かないのはだめ）

（冬に寒がりか暑がりかは薬を決めるのに重要）

（日に2〜3回1年中服薬していてもさほど心配ありません）

〈Ⅱ〉頓服薬

A．注射と同じ成分（レダコート）（眠気無し）

① 症状が出て困ったら、服薬して下さい。

（服薬量は、身長、体重、性別によって異なります。）

（目安）7〜10日に1〜3回まで

10日以上は7日に1回以下

効果発現に2〜3時間位はかかります。

服薬3時間後効果がなければ、もう1包服薬して下さい。

② 以後は、症状が出るまで服薬しないで下さい。

③ 眠気があっても良ければ、一般的な花粉症の薬（抗ヒスタミン剤）（後述）と併用すると、更に長く良く効きます。また、その合剤もあります。

※ 2ヶ月以上服薬しないようにして下さい。

（休薬期間が1ヶ月以上になったら、また服薬できます。）

B. 一般的な花粉症の薬（抗ヒスタミン剤）

（眠気少し有、頭の働きが少し悪くなります。）

症状が出て困ったら、服薬して下さい。

（目安）１日に１～２回、１回１錠。

基本的には眠気があるので、続けて１週間以上は服用しない方が、頭がぼけなくて良いと考えて下さい。特にご高齢の方は要注意です。

〈Ⅲ〉ロイコトリエン受容体拮抗薬 １錠／日（眠気無し）

（副作用はあまり無い）

他の薬を飲まずに、3～4日この薬だけを服薬してみて下さい。

鼻閉等に効果がある人があります。〈確率は50%〉

効果が出なかった人は、いくら量を多くしても効きません。以後、中止して下さい。

〈Ⅳ〉トリアムシノロン（ケナコルト）注射（年２回まで）

アレルギー症状にはオールマイティーです。しかし年２回までしかしないように。

〈Ⅴ〉（咳）喘息が長引いている時

ケナコルト注射 ＋ 抗菌剤 ＋ 時にレルベア眠前吸入

（9）生活改善が一番大切

元気な生活をしていると、アレルギー性鼻炎は出なくなります。

① 電気・テレビの無い頃の生活をして（早夕飯・早寝・早起き・確りした朝食を摂って運動をする）、ファイトを持って、仕事や運動等に励むこと。

② 口に水を含んだままのジョギング。鼻を鍛える。

③ 鼻閉をとってから、口にカブレステープを貼って寝ること。「鼻でしか呼吸しないぞ」という意気込みが必要。

○ 薬だけで病気を治そうと思わないこと。

自分が強くならなければ、病は終わりません。

○ 生活を変えれば、治療は要らなくなります。

5　花粉症の注射の効果と副作用

当院では花粉症の治療に、ケナコルトＡ（トリアムシノロン）というステロイドホルモン（副腎皮質ホルモン）注射を使っています。

人間の体が１日に作り出せるステロイド量は、300mg 位だろうと言われています。

当院での注射使用量は、１年間で１回、30～80mg です。

厚生労働省の認めた添付文書には、1～2 週間おきに１回注射しても良いと書いてありますが、私は、少なくとも６ヶ月以内に度々注射することは良くないと考えています。自分自身の体からステロイドホルモンを出す力が無くなってしまう危険性があるからです。これは、いつも親からたくさんのお金をもらって生活している子どもさんは怠け者になってしまうのと同じ理屈です。

ただし、逆に１ヶ月以内であれば、注射は可能です。注射量が問題では無く、回数や間隔の問題で、だらだらといつまでも使用してはいけないということです。

（1）効果と特徴

①　ステロイドホルモン（副腎皮質ホルモン）の主な３つの作用

Ａ．ミネラルコルチコイド（電解質ホルモン）
　塩分やカリウム、カルシウムを調整するためのホルモン
　（欠点：頻尿、電解質異常をおこす）

Ｂ．グルココルチコイド（脂質代謝ホルモン）
　糖質を脂肪にしたり、グリコーゲンにしたりするホルモン
　（顔がふくよかになる）

Ｃ．抗炎症作用
　抗原・抗体反応を抑えたり、アレルギー反応を抑えたりするもの。
　炎症を抑えるものの中で、ステロイドが一番強力です。
　（花粉症は炎症です）
　特にケナコルトは強力です
　（ただし、感染に少しだけ弱くなります）

「ケナコルトA（一般名：トリアムシノロン）」という注射薬は、ステロイドの中で最も**抗炎症作用のみが強く**、20日間程で体から無くなるステロイドホルモン剤です。この注射の成分は、もともと皆さんの体で分泌されている、特にアレルギー反応を減弱させる副腎皮質ホルモンの一種です。

② 世の中でのステロイド使用状況の例

ショック時・リウマチ・膠原病・ネフローゼ・臓器移植後・脳出血直後の脳浮腫・脳手術後・眼底出血・副鼻腔炎・鼻茸・中耳炎・喉頭ポリープ腰痛・五十肩・肩こり（鎮痛目的）・切迫流産・喘息・重症感染症・溶血性貧血・潰瘍性大腸炎・脳脊髄炎症・悪性リンパ腫・蛇毒・昆虫毒・アトピー・ガングリオン等
その他、腎炎や皮膚疾患をはじめとする100種類以上の疾患に使われ、最近では、小児のペニス疾患にも使用されています。

重症喘息時の入院では、1日500mgを投与されることもあります。切迫流産の時も1日500mgを1週間位使います。また、ショックで命が危ない時は1日に何千mgと使うことがあります。ネフローゼや膠原病・潰瘍性大腸炎の時のように、2日で1錠（5mg）以下位の服薬でしたら何年も使用できます。但し、3ヶ月以上服薬する場合は、骨密度が落ちないように、骨を強くする薬であるリセドロン酸ナトリウムやビスホスホネート系薬剤（アレンドロン・フォサマック等）を一緒に服用すると安全です。

世界的には、この方法でステロイドの長期投与が行われています。ステロイドは短い日数なら、多量に使っても後遺症を残すことはありません。

③ ケナコルト注射の一番の効用は、その日から、20日間位はアレルギー症状がほぼ完全に消えることです。

その結果、花粉症に対する不安感が完全に払拭されて、後年、花粉飛散量が多い年でも、症状が出なかった方々も多数おられます。このことは、大変重要な意味があります。

前述の通り、花粉症に対する不安感がとれると、御自身の体からホルモンが出るようになって、後年症状が強くならないという、大変な長所が出てくるわけです。

ステロイドの使用方法が間違っているのは、長期間に渡って使用する場合であって、投与する量で問題が起こるわけではありません。

初日、何百倍・何千倍と使っても、1～2週間で減量していき、徐々に使わなくしてしまえば、副作用の残る心配はありません。医学用語で言うならば、アップダウン方式ということです。ホルモンは使わなければ体から全く無くなってしまうのが特徴です。

アップダウン方式

外国の名医が、ステロイドの使用3原則をこういっています。

① 遅過ぎない（投薬する時期が）
② 使用量が少なすぎない
③ 長すぎない（いつまでも投薬するな）

要するに、使う時は好機にドカッと使って、その後早く止めてしまうということです。

（2）注射を希望される方でも、次の方はご遠慮願っております

① 糖尿病の方
② 腎機能が非常に悪い方
③ ガン治療をしている方（主治医の許可が必要）
④ 緑内障治療をしている方（主治医の許可が必要）
⑤ 妊娠中または妊娠の可能性のある方
⑥ 標準体重に満たない、30歳以下の初診の女性の方
⑦ 朝食を確り食べない方、睡眠を確りとらない午前様の方
⑧ 注射の副作用を心配される方

※ 風邪をひいている方は、注射を1週間ほど遅らせて下さい。

風邪をひいている時にこの注射をすると鼻炎症状は改善され、熱も上がりにくくなりますが、風邪のウイルスは消滅しないのでしんどさだけが残ります。

（※ 注射のためにしんどくなる訳ではありません。）

（3）副作用　～女性の方は必ずお読み下さい～

① 生理について

ケナコルトを注射した**痩せ気味の若い女性で**、寝るのが遅く、朝食をしっかり食べない人は、**2ヶ月間位生理が続くことがあります**。普通の生理がありますが、それ以外の時にも少量の出血があるということです。
特に体重の少ない女性の場合、時に女性ホルモンがしばらくの間アンバランスを起こして、生理が続いたり、時に止まってしまったりすることがあります。しかし今まで、どんなに長くても半年以上生理が乱れた方は1人もおられませんでした。99%は、3ヶ月で元の周期に戻りますので、心配要りません。また、閉経後の方も稀に、生理が一時的に始まることがあります。

生活を改めて健康になれば何でもないのですが、一度生理が長く続いた方は、次の年には、注射の投薬量を減量して、内服薬・点鼻・点眼で補えば良いと思いますのでお申し出下さい。

元来生理周期は乱れ易いもので、精神状態や貧血の時にも影響します。
また、注射をしなくてもマラソン選手の中には生理が無い人もいますし、看護師さんが深夜勤務、日勤と変わって勤務していたり、大学受験などで神経を使っていたりしても、周期が乱れてしまう時もあります。

しかし注射後、生理が続いたので、来年からは絶対にしない！と怒っていた方が、次の年、またくしゃみ、鼻水、鼻づまりに困って、「これは大変、生理が続く方がましだわ」と注射されたところ、今度は生理が長引かずに済んだという例もよくあります。

18才から35才位の痩せ気味の神経質な方は、この生理のことをしっかり認識してから、注射を受けて下さい。
注射をしたら赤ちゃんが生まれなくなるとか、骨の髄まで腐ってしまうとかいった全くでたらめな話を聞いて、患者さんがおろおろして、注射後1ヶ月も経過してから下痢をした際、この注射のせいではないだろうか…とか、節々が痛くなったのは、この注射の為だろうか…とか、色々心配されて電話がかかってきますが、全く見当外れなものばかりです。

生理周期が乱れたりしても、子どもが産めなくなる等といった後に残る副作用はありません。（某医大婦人科教授より、心配無いと解答を受けています。）

一応、妊娠の可能性のある方は、注射をご遠慮願っております。注射を受けられた何万人もの方の中には、“実は、あの時妊娠していたのですが…”という方も現れています。しかし、今まで43年間余り、異常な赤ちゃんが生まれたという方は1人もおられません。だからといって、妊娠の可能性のある時には注射しませんが、そのくらい安全であるということです。また、妊婦さんに毎日ステロイドホルモン（プレドニゾロン１日40mg）を投与しても、新生児に副腎皮質ホルモン機能低下が認められなかったというアメリカの報告すらあります。

花粉症の薬を服用したり、毎日毎日がだるい睡眠不足の状態で出産したりするよりも、注射をした方が妊婦さんには良い結果になると思いますが、いずれにしても母体の体調の悪い時に出来た子どもさんは、厳密に申しましたら不調の子どもさんが出来る可能性が高いので、そのトラブルに巻き込まれるのは避けたいのです。よって、妊娠の可能性のある方はご遠慮下さい。

② まれに注射後皮下脂肪が縮み、その部位が凹むことがあります。

筋肉内に注射して筋肉が傷むといけないので、本院では皮下脂肪内に注射します。まれに注射後皮下脂肪が縮み、その部位が凹むことがありますが、これは１～２年位で自然に元に戻るのでご安心下さい。

なお、皮下脂肪内への注射は、筋肉内への注射に比べて吸収が悪く効果が出にくいことがあるので、注射をした部位をよく揉んで下さい。

③ カリウムが多少、減少する傾向があります。

注射後、ワカメをはじめとする海藻類やお茶等を普通に摂っておくと良いでしょう。

④ 6ヶ月以内に何回も注射していると、後年自分自身の体内でステロイドホルモンが造成されなくなってしまう心配があります。

従って、ケナコルト注射は年に2回以内にして下さい。

（4）世の中で誤解されていること

① 眼圧について

ステロイド注射で眼圧が上がることを心配される方がおられますが、さほど、影響がないということが分かってきました。

緑内障の方が眼底出血した場合、眼球内にケナコルトを皮下注射の何万倍もの高濃度で直接入れてもさほど眼圧も上昇せずに著効するとして、世界的に眼科が行っています。（某公立大病院眼科部長発表）

ただし眼圧の高い緑内障治療中の方で、注射を希望される場合は、主治医の許可が必要となります。

② 血圧について

血圧が高い人はステロイドはダメと頭ごなしに考えている人が多いようですが、それは間違いです。鼻がつまったり、苦しかったりしている時は更に血圧が上昇しているので、その鼻づまりや苦しさをステロイド注射で早くとってあげるとその分血圧は下がります。**不安や不快な症状の方がよほど高い血圧になります。**

③ 骨について･･･

花粉症状中の１回目のケナコルト注射は、尿中NTx値を改善する

ステロイドは元来、いつまでも使っていると骨が弱くなるので、3ヶ月以上続けて使う場合は、骨を強くするビスホスホネート系薬剤を服薬していただくことが世界の常識ですが、驚いたことに、短期間治療で終わる１回のケナコルト注射は、かえって骨を強くするということが分かりました。

尿中NTxというのは、骨が分解されるとき尿中に排泄される物質です。骨は骨吸収（骨を砕いて分解する）と骨形成を繰り返して新陳代謝を行っていて、骨吸収と骨形成のバランスが良いのが健康な骨なのです。骨が壊される度合いが大きいと、尿中NTx値は上昇します。その値が25以下であれば、骨は強くなってきているし、35以上出ている状態が１年以上続くと、やがて骨密度が落ちるということが分かっています。

鼻炎で苦しんでいる状態では骨が壊されて尿中NTxが増えており、ケナコルトを注射すると、気分が晴々し、苦しい悩みがとれて睡眠も良くとれるようになるので、尿中NTx値が少なくなることが統計上認められました。

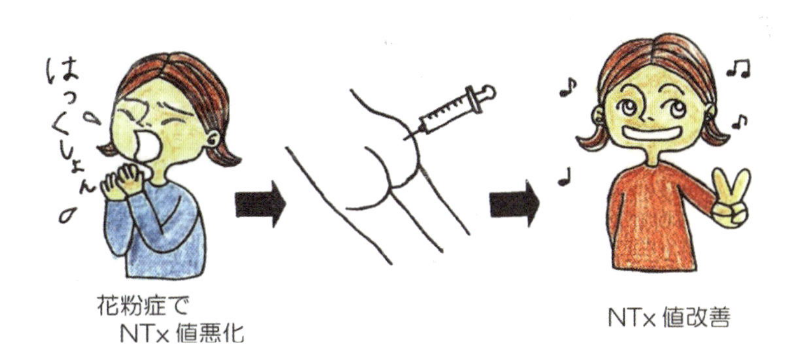

ちなみに、NTxを最も悪化させるのは睡眠不足（**午後10時以降に寝る人・睡眠時間が7時間以下の人・時々目が覚める人**）です。

一般的に、骨を強くするには運動が効果的と言われていますが、**寝不足で運動していれば、骨はかえって以前よりも壊される量が増えるので、寝不足の時は運動しない方が良いでしょう。**骨は寝ている間に造られ、昼起きている時に壊されているので、まずよく寝てから運動して下さい。（アサワ医院の延べ4000例余の尿中NTx統計より。）

次に影響するのは、疲れです。朝よりも、疲れてくる夕方の方が少し悪くなります。また花粉症や喘息等を起こしますと、体に負担になりますのでNTxは悪化しています。

１回のケナコルト注射による骨の弱りは微々たるもので、それ以上に花粉症のストレスは骨に悪い影響を与えているということです。ですからシーズンに１回注射するほうが、骨にとっても助かることになるわけです。

ただしケナコルトは、一度注射したら半年以上は空けることが望ましく、頻回に何ヶ月何年も注射をすれば、尿中NTx値も悪化すると思われます。

90歳位のご高齢の方でも、睡眠を十分にとって、**カラオケをする等趣味を満喫して、明るく元気に過ごしていれば、NTx値平均良好となります。**

念のため注射後は１ヶ月以上、運動や肉体労働をして、**ビタミンK2**（緑茶、納豆など）、**ビタミンD3**（日光のあたった食品）と**カルシウム**（チーズ、牛乳）を摂取してください。**ビスホスホネート系薬剤**を１ヶ月間併用服薬すれば、完全に注射する前より骨が強くなります。

特にステロイドを服薬していても、**ビスホスホネート系薬剤やビタミンK2を服薬していれば骨密度が増加したという文献があります。**

特に閉経後のご婦人は女性ホルモン減退により、骨粗鬆症になりやすいので、睡眠は勿論、運動やビスホスホネート系薬剤の服薬を心がけて下さい。

ケナコルトによる尿中NTx値の変化　（アサワ医院46人）

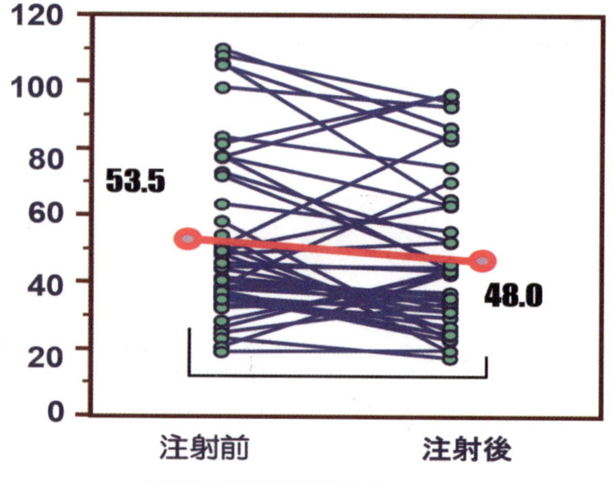

（某医薬品会社学術部が統計処理）

睡眠をとって、楽しく仕事している人は、尿中ＮＴｘ値良好

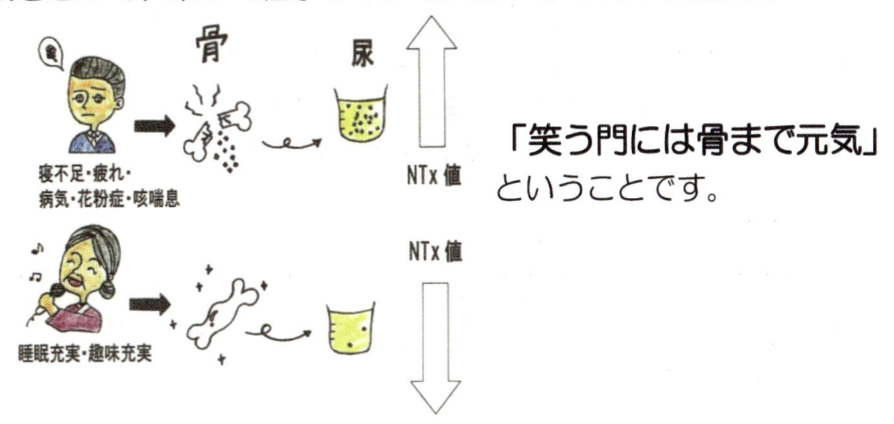

「笑う門には骨まで元気」
ということです。

“ふとん敷き”も心の持ち方次第！

意欲的にすれば運動
イヤイヤなら仕事(＝過労)
きんさん
運動になるので、孫の布団
もしいてあげようか？
誰か手伝ってくれないかなぁ…
仕事→過労になりやすい（同じ動作をいつまでも行うと疲れに変わる）

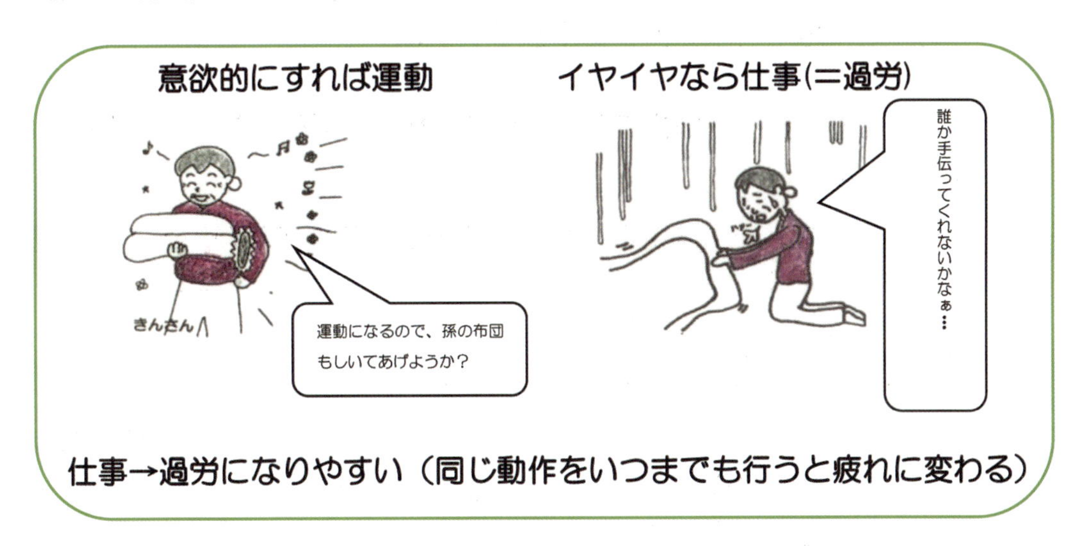

（5）喘息治療

私は昭和39年より、患者さんに酸素と共に気管支拡張剤、去痰剤、プレドニン注射剤を吸入する喘息治療をしてきました。いわば吸入治療の先駆者ですが、最近は家庭で簡単に出来る吸入治療が流行っています。基本的には、私が治療を始めた時から何ら変わっていません。

① 一般的に行われているステロイド吸入療法

気管支を広げるβ２刺激薬とステロイドを一緒にした薬を朝夕吸入し、３ヶ月以上延々と何年も続ける方法が、現在のところ最も良い喘息治療という事になっています。

吸入療法の欠点

（A）吸入療法というものは、気管支内に入ってきた抗原（花粉、ダニ等）を反応させないようにするだけであって、気管支内に抗原を入らないようにするにはどうしたら良いかという事を考えていません。ですから、**いつまでも吸入していなければならなくなります。**

（B）上気道、特に鼻道の炎症治療を考えていません。
したがって、いつまでも口から気管内に抗原や細菌が入ってくることになります。

（C）吸入だけでは、細気管支末端まで薬剤が届き難いのです。
したがって、除去されなければならない痰汁が細気管内にいつまでも残っていて、気管支末端までの清掃が出来にくいのです。特に気管支の閉塞部より奥には全く薬は入りません。治療が長引き、治療が終わらないという事です。

（D）強い発作時には、吸入だけで治療することはほとんど無理であると思われます。

（E）何ヶ月も治療し続けるという事は、トータルで考えると、副作用が多くなりかねません。

○精神的苦痛が長期化します。
○トータルでみると、経済的負担が高額となります。
○気道内全体にカンジダ等が発生したり、嗄声等の副作用が出たりします。

② ステロイド内服薬の欠点

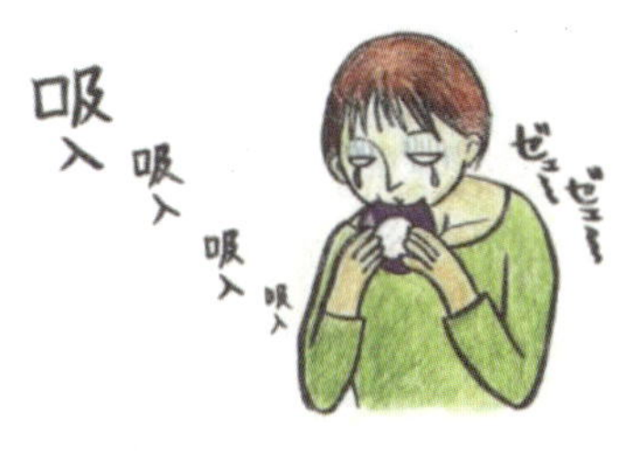

内服薬は、1日中しっかりとした効果が持続しません。ケナコルト注射のように、気道内全体の鼻、痰汁がしっかり取り除くことが出来ず、気管支内に痰が残るので、治療がだらだらと長引きやすいのです。長期間治療になる程、だらだらとした不完全治療でトータルではかえって多量の投薬になり、副作用が出易いです。

しかし1週間から10日に1回位多量に服薬すると、気道内の炎症（火事のような炎）を消退させて、一時的ではありますが、リフレッシュになりますのでお奨めです。何でも使い方次第です。

◎　喘息が長期続く場合は、一度、気管内清掃もかねて、1年に1回位のケナコルトの注射も良いかも知れません。
無論、同時に生活改革(善)をして下さい。

③ アサワ医院の治療

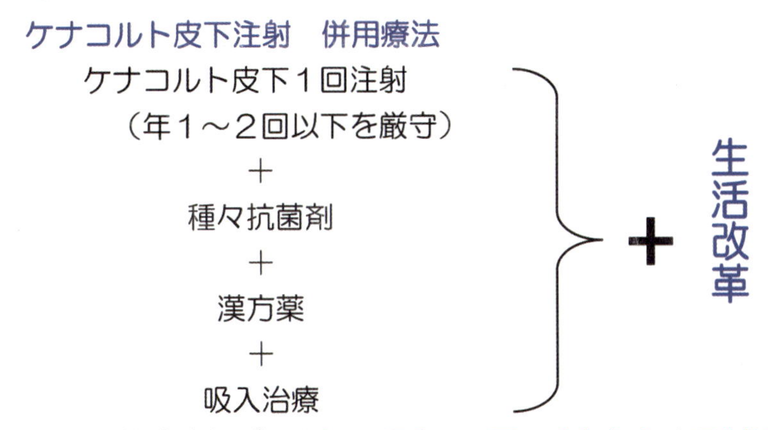

◎　この本文を熟読すれば、大抵の場合、1回、すなわち１日だけの来院で可能です。

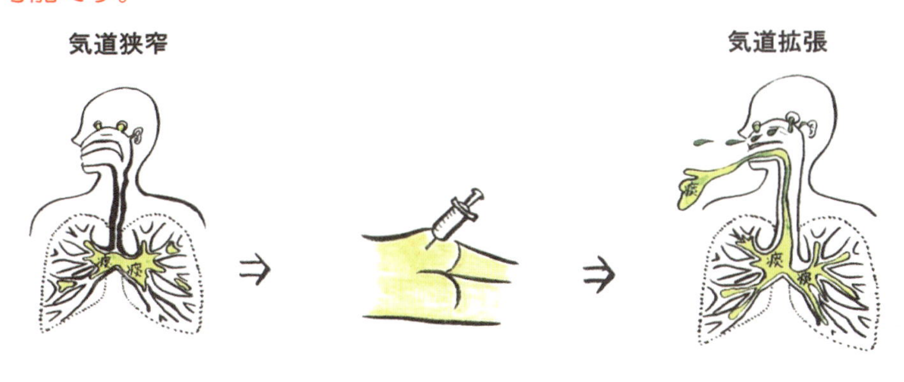

○　その後は、本文のような生活改善が出来たら、喘息治療は永久に要らなくなるでしょう。

○　生活改善が不十分な人は、努力していただくためもあって、半年は吸入療法等だけで頑張っていただきます。

○　ケナコルトを１回注射すると、鼻道かつ細気管支末端までの腫脹（炎症）が一気に治まるので、気道狭窄が無くなり、つまっていた痰汁が一挙に出てしまうこともありますので、治療を即終了しやすくなります。

○　気道は鼻先から肺胞まで長く、珊瑚礁のようになっていますし、また、鼻道の凸凹や狭窄した部分や副鼻腔、耳管や扁桃腺やアデノイド、また歯茎や歯間と種々の場所に、長期炎症（喘息）を起こしている人は、普通の人以上に細菌感染を併発している事の方が多いと考えられますので、マクロライド系だけでなく抗菌剤を種々工夫し併用する方が非常に早く治ると私は考えています。

○　良いと思う治療を一度に同時に種々行ってしまう方が、「三本の矢」の話の如く短期間治療で終わると考えます。（注射+抗生剤+吸入）そして、トータルの副作用も、少しになります。

○　風邪を防げずして、喘息を語ることなかれです。漢方薬にも通じ、風邪をひいた時には、早く風邪を治すことです。また、お腹の状態、消化吸収、睡眠にもしっかり気を配って健全にして喘息や気管支炎の治療をする気持ちが大切です。

○　生活改革をして、体全体も強くし、口呼吸を治す事です。

（6）これまでの花粉症治療は誤っていた

① 皆さんは、花粉症＝耳鼻科が診察する病気だと思われていませんか？

花粉が目に付けば、目がかゆくなるし、鼻に入るとくしゃみ、鼻水が出ます。胸に入れば咳や喘息になります。

現在の日本における花粉症の治療は、例えば、「黄疸になったら皮膚が黄色くなるから皮膚科が診れば良いのか」というような話と同じ程度で、アメリカでは、内科やアレルギー科が診療しています。風邪をひいてくしゃみや鼻水が出たら、耳鼻科でなく内科に行きますね。

体全体を診て治療するようにしましょう。

② 鼻は気道の重要な浄化装置

それを忘れて、昔から大変誤った治療をし続けていました。（体全体を見ていない。）

（A）細菌やアレルギーの抗原を退治しているアデノイドや扁桃腺が腫れていたら、手術をして取っていました。

その結果、鼻や喉は腫れなくなりますが、鼻の浄化能力が低下して、喉・気管支・肺を傷（いた）める結果となることが多いため、最近はやめましょうということになりました。

（B）「鼻をレーザーで焼くことが花粉症の治療に良い」という大学教授がいました。

これは鼻の浄化作用が衰えます。鼻をレーザーで焼けば、鼻道は空気が良く通るようになりますが、汚い空気が浄化されないまま気管支肺胞まで届いて肺をいじめる結果になるので、やめた方が良いという耳鼻科医が最近やっと増えてきています。無論、花粉症は鼻症状だけではありませんね！目も、気管支も、レーザーで焼くのでしょうか？

（C）花粉症時のステロイド注射を鼻にしていました。

これも鼻道を傷める結果になるので、お尻にする方が良いと認めました。

（D）抗ヒスタミン剤の誤った投与法

一般的に、日本だけが、抗ヒスタミン剤を抗アレルギー剤と称して、眠気が無い印象をもたせてよく使います。基本的には眠気もあり、事故も起こし易く、少なくとも咳や痰のある時や、のどが乾く時は使ってはいけない代物(しろもの)です。**くしゃみ・鼻水は抑えますが**、逆に**気道を乾かし、空咳が増え、汚い空気を肺に送り込むことになります**。また、気道粘膜表面を粘っこくしてしまい、**痰の排泄を非常に困難にしてしまいます**。ピークフロー（気管支の腫れの度合いを調べる検査）を測ってみると、きっと下がっているでしょう。特に、**ご高齢の人は抗ヒスタミン剤によって認知症やパーキンソン病が悪化すると、精神科や老年科の大家が心配されていますよ。**

＊　３月には、これら抗ヒスタミン剤の副作用（頭がボーっとする等）によるうっかり事故で、日本では4000億円くらいの損失が出るといっている経済学者がいます。確かにお金も困りものです。しかし、何といっても死亡事故に繋がらないかどうかが心配です。

(E) ロイコトリエン拮抗剤（オノン、シングレア、キプレス）

○ノンレスポンダー（効果が全くない人のこと）が半数あります。

○効果が出る人でも、20日間ほどかかります。

○これだけでは不充分の人が多いです。

○高価です。

○今のところ、たいした副作用は報告されていません。

(F) 現在、上記のような治療を受けている60〜70%の人が治療の結果に対して、不満足だと思っています。

我が国では、ステロイドの短期投与と長期投与の副作用をゴチャゴチャに考えて、机上の空論で論議をすすめています。これは残念なことです。

6　鼻は吸気の浄化装置

（1）鼻炎症状が出たら

①　マスクは気道の手袋

症状に応じて、時に濡らしたガーゼ2～３枚の薄いマスク**（大変重要です）**をして、のどや気管支を助けてあげましょう。（花粉が1粒も通らないようなマスクは、息苦しくて眠れません。）

マスクで花粉などの抗原が気道に入らないように防ぐことよりも、**気道の湿度と温度を上げて粘膜を元気にしてあげる方が、結果としては気道に嫌なものが入らず、効果的です。**

②　とにかく口を閉じる!!

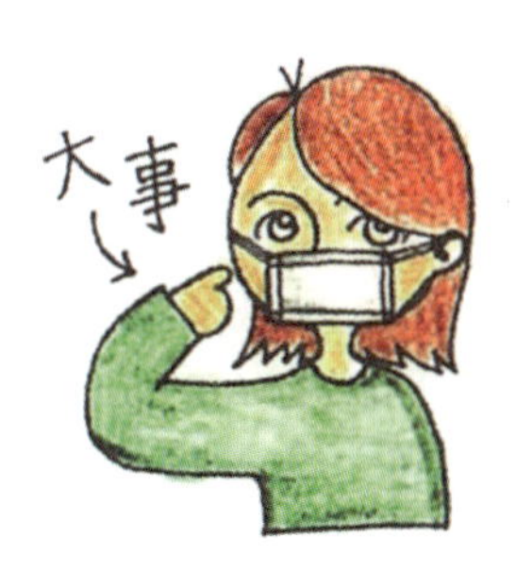

口から無意識に空気が入り、それで呼吸出来ているので本人は鼻がつまっていると思わないのです。寝顔の写真を一度撮ってみて下さい。それこそ、芸術的なお顔に変わっていると思いますよ。**その寝顔を見られましたら、この事柄が真剣に頑張れますよ！**

口を開けて寝ている人は、普通の人より鼻を使わないので更に鼻が弱くなります。それは、使わない左手は右手より弱いのと同じ原理です。

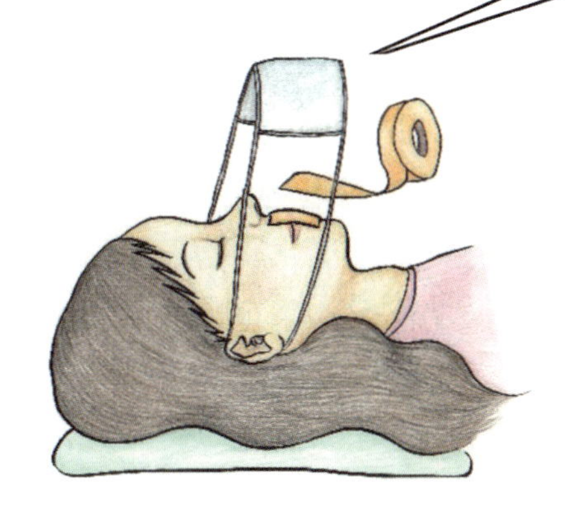

③　寝る時は口にかぶれないテープを

点鼻薬や漢方薬で鼻の腫れをとって、口に、かぶれないテープ（カブレステープ）を貼って口を閉じて、薄いガーゼマスクをして、鼻だけで呼吸をして寝ましょう。そうすると咳は出ませんし、喉の痛みは半減します。

無論、喘息も起こりません

④　湯船の水蒸気に浸っていると、咳は止まるでしょう。あのような水蒸気が気道に常に出るように、上手な食事摂取に気をつけて下さい。特に朝食は重要です。スープをどんぶり１杯飲んだら、気道粘膜が潤い、咳が減ります。

⑤　更に、首にタオルを巻いて温めて寝るとなお良いでしょう。それでも喉が痛い時は、タオルの中にカイロを挟んで寝て下さい。喉を温めると、そこに血液が寄ってきて、血行が良くなり粘膜が元気になります。また、有効な漢方薬も使ってみて下さい。寝る時は肩も冷やさないように、血行を良くし、温かくして下さい。

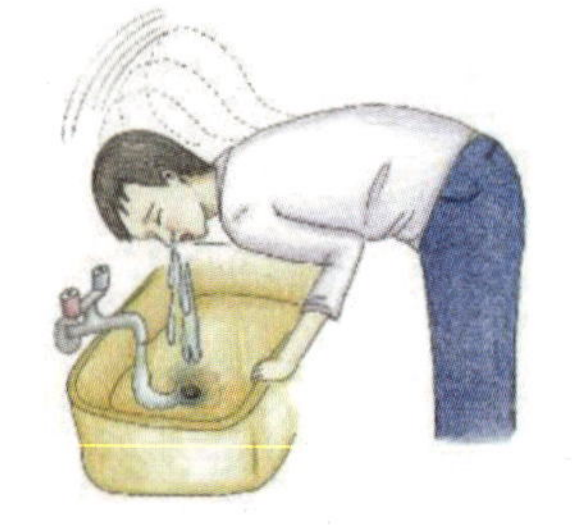

⑥ 鼻汁は鼻先から

鼻先が乾いたり、鼻閉があったり、鼻汁が咽頭の方に感じる時は、熱いスープをたくさん飲んで、流しに向かって四つん這いになり、フンフンと強く鼻先から呼気を出して鼻汁を鼻先から出すと、蓄膿にならずに済みます。

抗原（花粉等）も奥に行き難いし、鼻道もきれいになりますよ。一旦鼻汁が多く出終わると、少しすっきりします。但し、鼻汁は最後に少しだけ鼻の中に残しておくことがコツです。鼻汁がマスクの役目をしてくれるので、後でくしゃみなどの鼻症状が減ります。

⑦　**夜中に目が覚めた時等、頻回に鼻先の内側1cm位をお湯で数回洗いましょう。**鼻先の内側に付いた花粉やダニの抗原が洗い落とされ、とても効果的です。

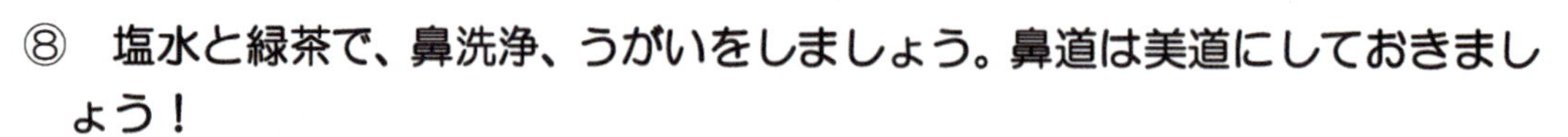

⑧　**塩水と緑茶で、鼻洗浄、うがいをしましょう。鼻道は美道にしておきましょう！**

鼻、のどを、お湯か塩水か緑茶で15秒以上うがい（洗浄）しましょう。口腔・咽喉頭・粘膜に水分を与え、**そして咽頭の菌にエサを与えないようにして下さい。緑茶には殺菌作用があります。**

夜中に起きたらお湯でうがいをし、鼻先をマッサージしながら内側1cmをお湯で湿らし温めましょう。乾いていますよ。ついでにお湯を一口飲むと更に良いです。

⑨　コップにお湯と塩を入れ、塩が沈殿したらその上澄みを20～30mlの針

の無い注射器で鼻先から鼻道に勢いよく注入し、塩水で鼻洗浄をしてみて下さい。決して、お湯や水だけでしてはいけませんよ。

⑩ いびきをかく人は、口腔外科でマウスピースを作ってもらって下さい。下歯が上歯より前に出るようにマウスピースを作ってもらえば、いびきは無くなります。

そしてカブレステープを貼って寝る事が出来れば、鼻呼吸生活が出来るようになり、咳も喘息も無くなります。（時に、CPAP（持続気道陽圧法）による治療でないといけない方もおられますが。）

⑪ 何と言っても、睡眠は充分にとること！

夜中に体と頭と気道を充分休めておくと、翌日の花粉に対する抵抗力が増し、咳も出にくくなります。

しかし2～3日以上睡眠不足が続くと、咳が出始めます。ですから何といってもたくさん睡眠をとってから、運動や仕事をして下さいね。

また、午後2時までに昼寝を30分位してください。

⑫ 朝食をしっかりとって、**鼻歌を歌う気分で、運動しましょう！**

夕食を早めの時間に消化の良いものにしておくと、良く眠れて朝食がしっかり食べられます。その上で口に水を含んで、**口を閉じて鼻呼吸で運動し、**体力アップを計って、花粉に向かっていける鼻と体と心を作りましょう。**気が充実している時は、花粉症状は出にくい**ですよ！

夜は湯上がりの時に、朝は運動後のシャワーの最後に、水をかぶりましょう。そうすれば、皮膚と体が強くなります。是非やってみて下さい。私自身も長年、朝夕続けています。

⑬ 鼻を、体を、鍛えましょう。

鼻は、"はなはだ"大事です。**常に鼻・咽喉頭や上気道の様々な炎症を早く治し、**先に述べましたように**炎症を起こさない鼻と体に鍛えておくことが大切です。**

○ 人工衛星に乗って数ヶ月すると、重力のかからない生活により骨まで弱ってしまいます。ケガをして毎日三角巾で腕をつっていると、使っていない腕は1ヶ月もすれば細くなります。

あなたの鼻はどちら？

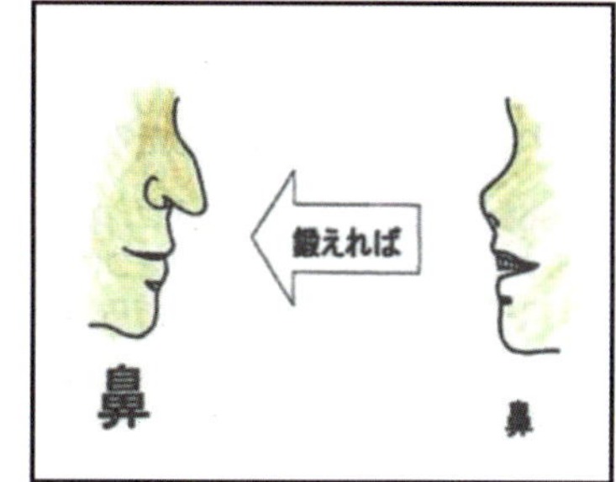

また腕をつったまま走ったとしても、足は鍛えられて強くなりますが、腕はやはりやせ細ってしまうでしょう。（筋肉は1日使わないと0.3%減量するそうです。）

○　また喘息が重篤になって気管切開をし、人工呼吸をしていた患者さんが、良くなった後に切開した部位を急に閉じると、呼吸が苦しくなって死んでしまうことがあります。それは、鼻呼吸の働きが弱くなってしまっていた為なのです。ですから、毎日少しずつ切開部を小さくしていって閉じるのです。

つまり使わないでいると、体の機能は低下してしまうのです。

⑭ ジョギングは、

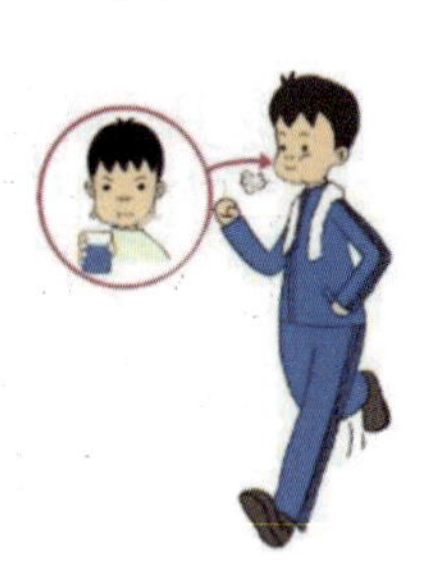

絵のように水を含んで口を閉じて鼻で息をしながら走れる程度でなければ、マラソン喘息が起こり易いです。口から空気が入ってくると、抗原が口から気管支まで直接到達するので、喘息が起こり易くなるのです。少なくとも、寒い日には薄いマスクをして走ってみて下さい。

その意味で水泳は、水しぶきがあがって気道に十分湿度が保たれるので安全です。でも毎日するわけにはいきませんし、口から吸って鼻から息を出しているので、体は強くなっても鼻から息を吸っていないので鼻は強くなりません。

無論、特に幼少の頃は、水泳をして体を鍛えてあげておくことは必要です。しかし、水泳は、鼻と骨を鍛えることは出来ませんので、上手に走ったり、歩いたりすることも大切です。

後年、バレーボール、バスケットボール等を毎日3年以上行うことが大事になります。

自分の弱い所を鍛えようとする気持が、多くの病気を無くしてしまう最も大事なことだと思います。

⑮ 逆流性食道炎にも注意しましょう！

逆流性食道炎とは、胃液が上がってきて食道や咽頭の粘膜を傷めてしまう病気です。また、歯の根本も溶かしてしまいます。

物を食べ終わって4～5時間もすると、胃液が相当濃くなります。胃液は、塩酸が主で、PH：2.0位になります。PH：2.0とは、お肉が溶けてしまうほどの強さです。

従って、夕食後３時間以上起きている人は、胃液を増やしたまま寝るわけですから、夜中に胃液が上がってきて咽頭の粘膜をただれさせ、傷めてしまうのです。

こうして咽頭の粘膜が傷んでいる状態の時、特に口を開いて寝る人は、咳や喘息を起こす物質が気管支にどんどん入ってしまうので、咽頭刺激による咳喘息を起こし易いわけです。

このような方は、

（イ）夕食後３時間以内に寝ること
遅く寝る人は牛乳を飲んでから寝ること
（夕食を食べ過ぎたり、食べてすぐ寝たりするのも良くありません。）

（ロ）逆流性食道炎の薬（タケキャブ、パリエット、タケプロン、オメプラール等）の服用を試して見て下さい。

⑯ 何となく、どうも元気が出ない日は

風邪でもないし、お腹もこわしていないのに何となく元気が出ない時や、試験を受ける時は、葛根湯を1包飲んでみて下さい。また、食品扱いのニューフェルガードを朝に1～4包服用してみて下さい。

（2）人とホルモンの関係

○　このようなデータがあります。平成11年3月の1ヶ月間に、アレルギーの患者さんだけで5200人余りの方がアサワ医院に来られました。そして、その21.1%の方（1100人）は、咳や痰をされていました。さらにその95%以上の方は夜寝るのが遅い（午後11時～午前2時）方々だったのです。

○　また、勤めの人に午前中と午後のどちらがより仕事が出来ますか？とお聞きしますと、「さぁ、同じ位かな」とか、「午前中かなぁ」という答えが多いのですが、午前は9～12時で３時間、午後は1～5時で4時間あります。午後は疲れてきているので「あっ、もう５時？」という具合に、時が経つのが分からないくらいにボケてしまっているわけです。

○　ですから、午後は12時～２時の間、２時間くらい、食事と昼寝をしてリフレッシュしておくと、午後２時から5時まで午前中と同じ３時間ありますので、午前中と同じように仕事が出来ます。疲れたまま仕事をしていると間違いも多くなり、やり直す時間もかかってしまいます。また、良いアイデアもう浮かびませんね。したがって、上手に30分の昼寝をすることも必要です。

○　また朝食をしっかり摂るためには、夕陽と共に早夕飯（夕５時頃）を食べるようにしなくてはいけません。夕食は極く簡単な方が、朝食が美味しく食べられます。

帰りが遅い人は会社で５時頃何か食べるか、少なくとも何か飲んでおいて下さい。そして、帰宅したら牛乳位だけにして早く寝て、寝る時間を多くして、朝食をゆっくりよく噛んで食べてから出勤するように工夫してください。よく寝ていてしかも朝食が豊かでこそ、疲れずに、脱水も起こさずに、人に負けないように働いたり運動も出来るというものです。

○　無論、**睡眠も良くとっていなければ、先の線毛上皮の毛も元気良く働けません。仕事も良いアイデアが浮かびません。**

○　以上のことは、全ての呼吸器疾患を治す上でも大変重要なことですし、その他、脳梗塞、心筋梗塞、胆石、腎石を起こさないためにも、とても重要です。夕食が遅いほどお腹がすいて、ガバッと食べて寝ると脂肪をたくさん作って肥満になり、胃腸が夜中に残業して疲れていますので、良い睡眠もとれないし、朝食があまり食べられません。従って、午前中脱水ぎみになります。気道に水蒸気の出ない状態は、血液や胆汁、尿も濃いということですから、さらに先の疾患を生ずることになります。

遅い夕食、肥えて寝不足、枯れた朝ごはん、そして(後年)オムツ生活

○　運動も、睡眠を充分とってつらい涙を流しながら毎日3年以上頑張ってこそ、後年うれし涙が出るというものです。無論、楽しく笑いながら運動した方がもっと良いです。運動する際は、20分程日光を浴びるか、ビタミンD3を服薬しながら運動しないと骨がもろくなります。

○　私自身ほとんどの主なアレルギーの抗体価が高いので、朝になると、のどがカラカラして痛くなり、咳も出していました。何年もマスクをして寝なければならなかったし、咳をし始めたら3ヶ月経っても止まらなかったりして、情けない思いをしていました。しかし片道５㎞の山道を、口に水を含んで口を閉じて、鼻だけで息をして走れるようになるように努力した

ところ、（年をとってからこのことに気付いたので、出来るようになるまで、毎日走って３年かかりましたが、）おかげで風邪もひかなくなりましたし、花粉症も起こりにくくなりました。（本当は、年をとってから坂道を走り始めるのは関節や骨には良くありません。平らな道の方が良いのです。）

皆さんは若いのですから、もっと早く出来るようになると思いますよ。子供さんなら更に早く出来るようになります。睡眠を良くとってから行う運動は免疫力を高めますので、2〜3ヶ月もすれば風邪も咳も起こりにくくなります。

○　以上のような生活を毎日、何年も行っていると脱感作（だつかんさ）（少量の花粉を時々注射して敏感度を減らすこと）の注射をしなくても鼻道で自然に脱感作と同じことが行われてきて、アレルギー反応が起こらなくなってくると、私は考えます。

ヨーロッパの先生に、花粉を吸わせて脱感作をしている方もおられます。舌下で脱感作をすることもあります。成功率は60％位です。成功しても、また再発することもあります。またスギが終わったらヒノキ、ヒノキが終わったらイネ科と数限りなく続きます。

○　花粉症の方は花粉時期にはあまり外出されないし、運動もされない。更に、夏は暑いから、冬は寒いからと、やはり運動されないでしょう。これでは年中運動されないことになってしまうのではないでしょうか?

運動をしたくない人は、この次この世に生まれてくる時は杉の木になって生まれてきてくださったら運動は要りませんよ。（そして、人に花粉をぶっかけますか？）動物は、頭のてっぺんから足の先まで運動しないと弱くなり、病気が出てくる宿命に創られているのですから、運動をしなければならないとあきらめてください。

あなたの優秀な頭も、あなたの体が元気でよく睡眠をとった日でなければ、立派な働きは出来ません。体は常日頃、充分睡眠をとって頭のてっぺんから足の先まで鍛え、刺激していなければ、健康になりません。楽な方法で人生は楽しく生きられませんよ！

○　運動後は、熱めのお湯でシャワーをして最後に水もかぶりましょう。

夜は口にカブレステープを貼って、マスクもして寝るようにしていたら、まず咳も喘息も起こらなくなります。

○　治療は止むを得ないから一時的にするもの。まず生活改善を心掛けましょう。

―― 幸せは自分自身の改革から ――

通年性アレルギー性鼻炎等という特殊な病気があるわけではなく、ただ生活が悪いだけのことです。　以上の事柄を厳守すれば、通年性鼻炎も無くなるでしょう。

〈目標〉

週5～6日は、睡眠を充分とって、夕方に歌を歌いながら60分以上、口をふさいで（口に水を含んで）ジョギングをしましょう。

また、鼻歌気分で仕事をしましょう。

〈結果〉

３週間以上毎日続けると、脳からセロトニンというホルモン分泌が増え、元気に愉快に物事を考えるようになります。

また脳の前頭葉が活発に活動するようになって、総合判断力が向上します。

（3）身体のホルモン分泌は、感情によって大いに変わる！

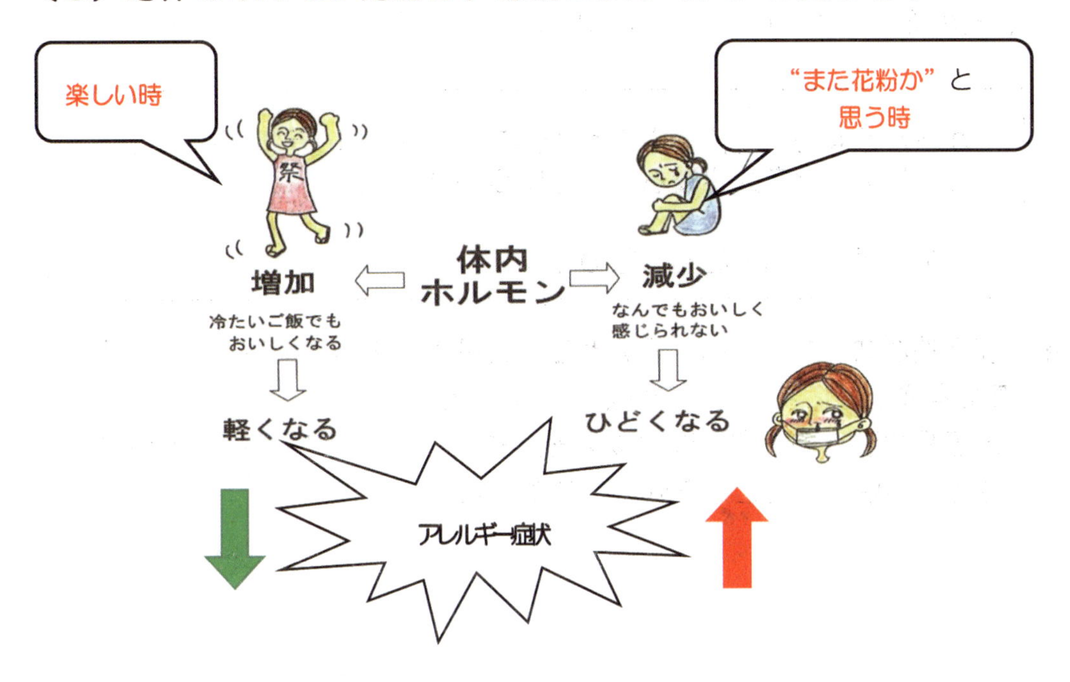

○　花粉の季節、くしゃみは出る、鼻水は出る、鼻はつまる、眠れないなどで、毎日毎日“いやだなーいやだなー”と思いながら暮らしていると、気分もすっかり落ち込んで、胃液も出にくくなります。
食欲も出なくなり、体を元気にするホルモンもすっかり出てこなくなってしまいます。当然ながら、アレルギー反応を治そうとするホルモン（カテコラミンやステロイド）もいつもより出なくなって、くしゃみ、鼻水がたくさん出るようになるわけです。
ですから、自分で自分の首をしめてしまっているわけです。

○　そこへ注射をすると、「あらっ？ 今日から症状がなくなってしまったわ！」という感激で、体から注射液が消失してしまった後でも体中の色々なホルモンがたくさん出て、症状が軽くなってしまうのです。
　またまだ注射をしていないのに、診察室に入ると「昨日まで大変だったのですが、今日は案外何ともないのです。今日は花粉が飛んでいないのですかねぇ？」と、言われる方が大勢おられます。
　これはきっと、「今日は注射をしてもらえるから、花粉症がふっとんでしまうのだろう」という期待的感激により、治療前から花粉症を抑えるホルモンを自分自身で増やしている精神作用の結果でしょうね。

○　ですから逆に、もし折角来られたのにアサワ医院が休みであったとしたら、その帰り道はくしゃみ、鼻水の洪水になるかもしれませんね。

がっかりする、気落ちするということは、体中の元気にする色々なホルモンの分泌を大変減らしてしまうわけです。

“笑う門には福来たる”**なのです。**

※　**漢方薬が効くのも、体の弱いところを投薬によって助け、体全体が元気になる**ことによって、花粉症状が消えるわけです。

埼玉県の漢方の大家、浅岡俊之先生も、花粉症状は元気さや緊張が不足すると症状が出ることを強調されています。

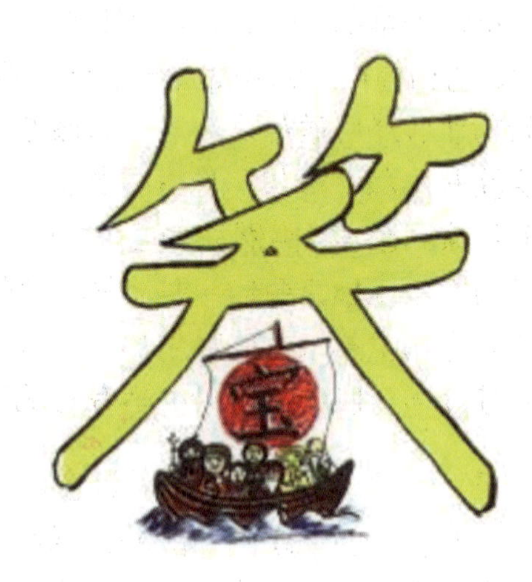

（4）安心は効き目を倍増させる

アサワ医院にご来院の患者さんの中でも、本当に喜んで頂いた方は「こんなに効くのならば、また来年、症状の出た時に注射をすれば良いから楽だなぁ」と思われます。

そして翌年、そろそろ注射をしに行こうと思っているうちに、症状が出ないまま花粉症のシーズンが終わったので、「今年は注射せずに済んだ。この注射は２年間も効果がある」と言われる方が大勢おられます。

注射をされて、「今日は何ともない、次の日も何ともない、その次の日も、その次の日も」といったことを、**自分自身が感激しながら体験していくと**、その**体験**で「なんだ、春が来てもアサワ医院に行ったら良いんだ」という**気楽な気持ちになって、自らのホルモンの出方も良くなり、実際のところ次の年もあまり症状が出ずに済む方も多い**のです。

今まで苦しんでおられた方ほど、その感激が大きいのでホルモンが良く出るようになって症状が出にくくなるわけです。悲しい時は涙も出て、鼻水もだらだら出ますね。笑っている時は出ないでしょう。悲観せずに、笑って暮らしましょう！

その逆に、「こんなに良く効く注射は、副作用も強いのではないか？」と深刻に考える人の中には、やはり早々に症状が出てしまう方もいらっしゃいます。

また薬は、飲まなくても持っているだけで安心感が増え、アレルギー症状を起こさないようにする要因になります。薬は捨てずに残しておいて下さい。

○　空気がおいしくなった患者さんの話　○

毎年春になると、会社で“窓を開けたらあかんぞ！”（花粉が入ってくる）と、怒鳴っていた患者さんが、アサワ医院で１回注射をされましたら、その日から“空気がおいしいなー”といわれるようになり、“窓を開けろ”に変わりました。 そして、次の年も、その次の年も、くしゃみ、鼻水がなくなりました。

そこで、部下の方でくしゃみ・鼻水で困っている人を見つけると“早くアサワ医院へ行って来い”と、怒鳴られるようになったそうです。その後、彼ご自身は、アサワ医院にはご無沙汰をしておられます。

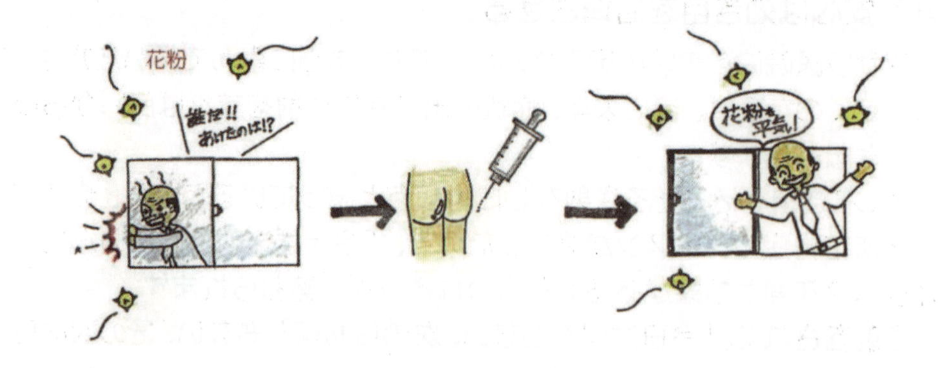

◎　世の中のステロイド恐怖症が無くなったら、花粉症状は激減するでしょうね。

◎　2011年の東日本大震災の直後、急に花粉症の患者さんが減りましたが、アレルギーのことよりも他の緊張することに気が向くと、アレルギー症状も薄らいでしまうという事実が起こりました。

神経による緊張もホルモン増加するということでしょう。

ただし数ヶ月して鬱状態になってくると、事情は逆転します。このことは、1995年1月17日の阪神大震災においても見られました。

7　皮膚アレルギー

アサワ式痒み退治！！
1、カビ(たむし･水虫･カンジダ等)は50℃、5秒で死にます
2、ハウスダスト(ダニ)は50℃、5分
3、熱い方が痒み物質は落ちやすい

痒いところが消えるビックリ治療

痒い部所に48℃前後の熱いシャワーを2～3秒掛けて
“あちっ！”と感じたら、また別の痒い部所にシャワーを掛ける

その後またも元に戻して同じことを3～4回繰り返すと
痒いところがなくなります。

気持ち良いですよ！（火傷しないでね）

アサワオリジナル

（1）あなたの皮膚を守るためには

① かゆみ・湿疹はどうして起こるのでしょうか？

アレルギー体質の方は、皮膚や粘膜を刺激するさまざまな付着物（汗・バイ菌・ダニ・ほこり・ヘルペスを起こすようなウイルス・水虫などのカビ・自動車の排気ガスなど）に対して、敏感に反応します。

例えば花粉症の人は、普通の人にとっては全く無害な花粉が目・鼻・のどの粘膜に付着することによって、くしゃみ・鼻水・鼻づまり・目、耳、顔のかゆみなどの症状が起こります。お腹を出していれば、おへそもかゆくなります。

しかし花粉症の人といえども、花粉が飛んで来なければ何も起こらないこともまた、事実なのです。

皮膚のかゆみ・湿疹も、これらの原因となる付着物がなければ過敏反応も起こらないわけですから、アレルギー体質の方は **①普通の人よりもより清潔にして**、その原因となるものを取り除く必要があるのです。そして **②皮膚の保湿(皮下からサイトカイン等皮膚を再生させる分泌物を引き出せる浸透圧のある物を塗ること)を充分行うことが大切**です。

治療をして一度きれいにしても、**今までと同じ生活(同じ皮膚の手入れ)では同じ結果となりますよ!**

アトピー治療をする時は、いつまでもちょこちょこ治療をすると副作用の心配が出ますので、短い期間でしっかりと充分にステロイド治療をしなければいけません。その後は、以下のスキンケアをきちんと行っていれば保湿軟膏以外は必要ないということです。

ですから、以下のスキンケアを頑張って下さい!

② かゆいところを掻くな!!

患部は決して掻いたり擦ったりしないこと。**掻く・擦る**ということは、**汚い物をなすりつけるのと同じ**ことです。かゆくしている物質やウィルス、細菌を皮膚の中まで擦り込むことになります。

赤ちゃんがおしっこをすると、お母さんはお尻を拭いて「きれいになって良かった」とおっしゃいます。しかしご自身が尿で濡れた場合は、拭くとおしっこが広がりますし、皮膚に尿が浸み込みますので、お風呂場に行って、洗い落としますよね。かゆい所はおしっこがついていると思ってください。まず、洗い流すことが肝心です。

ですからかゆいところは掻かずに、まず熱いシャワーをしっかり掛けて、かゆい物質を洗い落とすこと。泡立てた石鹸の泡で皮膚を良くなで、熱めのお湯をかけながらタオルを使って洗い落とす。そして最後に気合を入れて、冷たい水をかぶりましょう。

1、 手をいつも清潔にしておくのは至難の業

手は、洗った後でも、ドアの取っ手などあちこちを触るので、すぐに汚れてしまいます。

そして、その手で患部を触ると、シャワーをした意味がなくなってしまいます。シャワーの後は、極力、手で患部を触らないようにしましょう。

2、手を洗う時もタオルで

　普段から小さなタオルを持ち歩いて、手や顔を洗う時にも、熱めのお湯をかけながら軽くタオルで洗い落とす癖をつけて下さい。

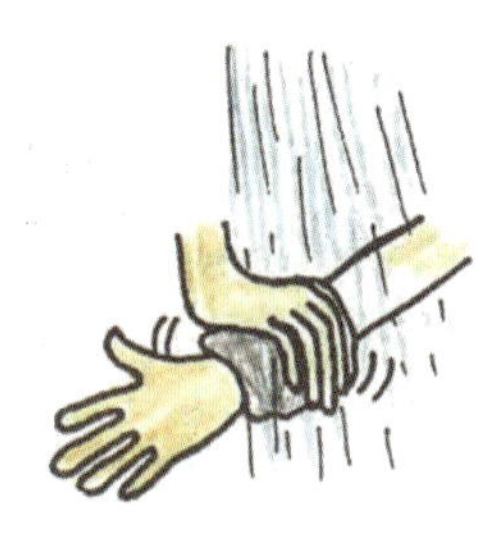

3、顔の頬や前胸部など、体の凸部が変色したり、赤く　なったりしている時は、手でその部分を触ってしまうことに反応した皮膚変化のことが多いです。逆に、肘や膝の内側、頚部の凹部が変化している時は、その部分の洗い流し方が大変不十分ということです。

4、最初の1ヶ所のかゆい部分を放置していると、体全体からヒスタミン等が増加してきて、体のあちこちでかゆみを増すばかりです。

　素早くアルコールで拭いて、強力なステロイドを塗ると、1回で治ってしまいます。

③ "お風呂は朝夕入る"　1日2回以上

　かゆみを出す物質や、カビ・ダニ・ウイルス・バイ菌は、お風呂に入っても、数時間も経てば、汗ばんだ皮膚の湿った所や、特に、洗い落としにくい所にうようよと出てきます。なので、出来ることなら、1日に数回入浴し、付着物を洗い落とすのが理想的です。朝、入浴する時間が無い人は、熱いシャワーだけでも浴びて、寝ている間に汗ばんだ体を清潔にして下さい。1日1回のお風呂だけでは、1日中清潔に保つことはほとんど無理です。

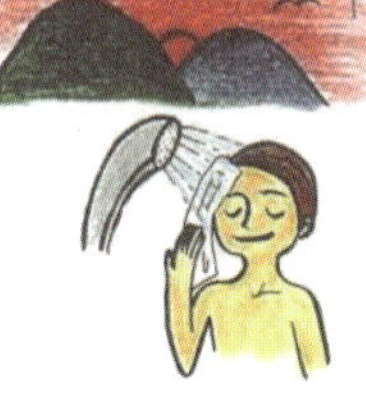

④ お風呂の入り方

1. 手で洗っていてもいいの！？

　お茶碗や車よりも、体をきれいに洗っていますか？

　机を手で何回拭いてもきれいになりませんね。お茶碗は水をかけたり手で洗ったりするだけではきれいになりませんが、たくさんお湯をかけながら柔らかいタオルを動かして洗い流すと、きれいになりますね！したがって、顔を手で洗っていたのでは、茶碗よりきれいになりません。皆さんはお風呂に入った時、体に手で石鹸をつけた後お湯を10回かけたとしたら、「今日はきれいになった」と思って風呂場をにこにこして出てくるでしょう。ですが、湯船を清掃する時、洗剤をつけ、お湯を10回かけて、きれいになったと思い、皆さんはその湯船に入りますか？

車を洗う時も、水をかけるだけでは汚れは落ちません。また、タオルでこするだけだと、車に傷がつくだけです。

熱めのお湯をジャージャーとかけている時に、タオルで洗い落とすと、車は傷が付かずにきれいになります。皮膚も、これと同じようにシャワーをジャージャーかけている時だけタオルを軽く動かして洗って下さい。顔もシャワーをかけている時に、軽くタオルを動かして、特に目のふち等を丁寧に洗い落として下さい。

皮膚はお茶碗や車より更に凸凹して、脂(あぶら)っぽくなっていますので、より丁寧に洗い落とすことが必要です。

一般的には１日１回のお風呂でしょうが、少なくとも朝も運動して、汗をかいて、熱いシャワーをして下さい。

※　NHKや皮膚科学会も「手で皮膚を洗いなさい」ということになっていますが、これは皮膚科学会である先生が、「濡れたタオルで７回こすったら、皮膚がこれだけ削れた」というスライドを皆さんに見せた時に、「それでは皮膚を手で洗うようにしましょうか」という事になってしまったからです。

濡れたタオルだけで７回も皮膚をこすれば、当然皮膚も削れるでしょうが、熱めのシャワーをジャージャーかけられている皮膚に軽くタオルを動かす方が、傷もつかないしきれいになります。

手では、脇の下、頭毛の根元、下肢の毛の根元、背中、両手指両下肢等々きれいに洗えません。タオルも使い方次第です。

タオルで洗い落とすのではなく、あくまでも熱めのお湯で洗い落とすのです。

2、シャワーをかけながら、タオルで、やさしく洗い落とす。

石鹸をよく泡立てて、手で皮膚に泡をなでつけて、体に付いた汗や汚れ・付着物を泡に吸い取らせてからシャワーを掛けながらタオルで洗い落とします。**たくさんのお湯をかけながら、柔らかいタオルをやさしく動かして**、石鹸や垢をシャワーと共に洗い落として下さい。頭の先から足の先まで、くまなく丁寧に。

また、髪の毛の根本の洗い方は、ブラシの毛の根元が洗い難いのと同じように、特に難しいです。シャンプーをつけて、シャワーをかけながら、タオルをよく動かして何回も洗い落として、更にもう一度、**シャンプー**をつけて、毛の根本をよく洗い落として下さい。

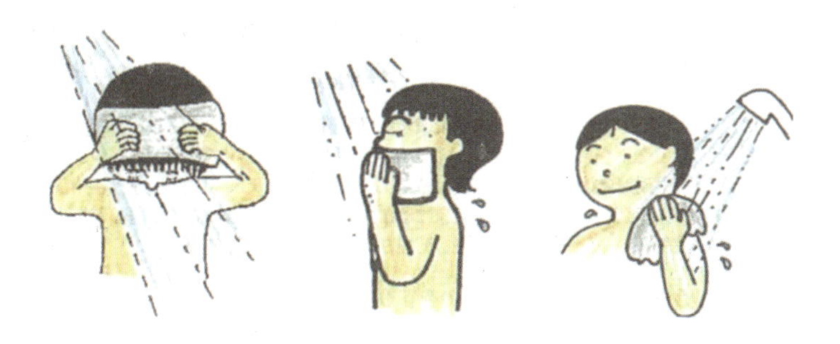

3、　石鹸も、肌には良くないですが･･･

皆さんは石鹸で洗った後、お湯をかけるだけではありませんか？皮膚の脂っぽい汚れは、**石鹸をよく泡立てて使わないと落ちません。**

しかし本来は石鹸も肌には良くないのですが、ただお湯をかけただけでは石鹸が残っています。

シャワーでお湯をかけながら、やさしくタオルを動かして洗い落とすことが大切です。

4、　皮膚を傷つけない

タオルは、木綿100%の柔らかいものを使って下さい。湿疹のある所は、特に丁寧に洗い落としましょう。

＊オムツは布よりも、紙オムツの方がお尻にやさしいですよ。

5、　風呂から上がる時は、

人のお尻や足が入った湯船は、清潔ではありません。

湯船から出たら熱めのお湯のシャワーをかけながら、柔らかいタオルでやさしく洗い落としましょう。

必ず、最後に冷たい水を頭からかぶりましょう。（皮膚と心が強くなります。）

わきや鼠径部（そけいぶ）（股（もも）の付け根）等湿った所があれば、バイ菌が繁殖しやすくなりますので、乾いたタオルを押し当てて、水分を吸い取って下さい。

6、 洗った後は、必ず保湿軟膏かワセリンをしっかりと塗るように努めて下さい。

かゆみ止めは、かゆみは止めますが、皮膚を弱くします。最初の1回はしっかり塗っても良いですが、次からは徐々に間隔を開けて使わなくてはなりません。しかし保湿軟膏とワセリンを塗ると、皮膚が元気になって、結果的にかゆくなりにくい皮膚になります。

保湿軟膏には、ワセリン類・尿素類・ヘパリン類の３種類があります。ヘパリン類のものが、保湿力が一番良いとされています。

ワセリンは歯医者さんも口腔内に使っていますし、やけどの時も使えますし安価です。保湿力も強いと思います。**保湿軟膏を上手に使って、皮下からサイトカインをはじめとする、皮膚を修復する物質を引き出すようにしましょう。**

皮膚は、湿り過ぎているのもいけませんが、**乾燥しているのはもっといけません**。特に冬場等、肌が乾燥する時は、シャワーや入浴の後に保湿軟膏やワセリンを使用し、皮膚を強くして下さい。（特に顔·足·手等）

保湿軟膏とワセリンは、１日に何回塗っても結構です。

7、下着・肌着は綿100%のものを。また必ず、朝夕着替えること。綿以外の繊維は、皮膚が負けてしまいます。

木綿100%の長い下着を上下とも着て、朝夕取り替えるようにしましょう。

昨日も着た下着や服・ズボンが直接皮膚に当たると、お風呂に入ったことが帳消しになります！

夏は首周りに、ティッシュペーパーを当てて置くのも一考です。ティッシュペーパーは皮膚に優しいです。下半身も100%木綿のズボンを履いて、皮膚を守って下さい。

⑤ 手当はすみやかに！

皮膚が変化してしまってからでは､薬の効果が非常に悪くなってしまいます。変化した後の皮膚は、完全に防衛力を無くしてしまっています。

薬の副作用を恐れて、何日も塗っていると、副作用ばかりが増加します。

ですから、早め早めの処置が非常に大切です！

シャワーが出来ない時は・・・

アルコール綿花で拭きとってから、保湿軟膏を塗りましょう！

他の消毒薬を使うと、かえって悪化しますが、アルコールは10秒で気化するため、後腐れが無くて良いのです。

消毒は必ずアルコールでしましょう！

アルコール綿花は携帯用の小さな容器に入れて常に持ち歩き、こまめに拭く習慣をつけましょう。

また、かゆみ止め軟膏か保湿軟膏も同様にして携帯して下さい。

もし、それでもかゆみが取れなければ、強力な**かゆみ止め**を素早くしっかり塗って下さい。そうすればそれ以上かゆみも広がらず、かきむしって皮膚を傷めることもありません。

2～3日だけのステロイド使用なら、どんなに強力に塗っても副作用を残しません。怖がって少しずつ何日も何ヶ月も塗ることが、問題を起こすことになるのです。

アレルギーは炎症で、炎を即消すことが大変大事です。火種を翌日以降に残さないことが肝心です。

しかし全てのかゆみ止めには、皮膚に付いているバイ菌を増殖させてしまう作用があるので、まず患部をアルコール消毒してから塗り薬を使用した方が良いと思います。

なお顔や首の皮膚は特に敏感なので、かゆみ止めを塗る場合は、2～3日は強いステロイドを朝夕塗っても良いですが、次は1～2週間位は間隔を開けて下さい。**そして毎日塗る時は、プロトピック軟膏だけですよ。そしてスキンケアをしっかりして継続して下さい。**

何といってもスキンケアをしっかり行い、毎日ワセリンか保湿軟膏、または両方をきちんと塗ることです。

このように、皮膚があまりひどく変化しないうちに、すばやく対処しておくことがコツです。

かゆみを長引かせて一旦湿疹化した皮膚は、バイ菌などに対する抵抗力が無いので、稀に注射や薬を使って、一度皮膚を正常にせねばならないこともあります。しかしその後は、このスキンケアだけを守れば良いのです。

○　睡眠と運動と水かぶりがしっかり出来ない間は、自分に合った漢方薬を服薬してカバーしましょう。

○　頑固なアトピーには、漢方薬を併用して下さい。

⑥ 皮膚をいじめると、アトピーは増強します。

- 放射線をあてたところ
- 脊柱管狭窄症により、神経圧迫を受けている神経支配部の皮膚
- バンド、ゴムなどで、圧迫されている皮膚

⑦ なんといっても、あなた自身が丈夫になること

皮膚に強くなれといっても、あなた自身が元気になる生活をしなければ、皮膚は強くなりません。皮膚は熱いお湯と冷たい水を交互に繰り返しかけると、ある程度は強くなります。しかし何といっても、あなた自身の体が元気で強くならなければ皮膚も元気になりません。

①早夕食　②早寝　③十分な睡眠

④しっかりした朝食　⑤運動　⑥朝夕のお風呂

によるスキンケアが、

皮膚を元気に丈夫にする上で最も大切なことです。

（2）ハウスダスト・ダニアレルギーでお困りの方へ
（枕とベッドが恐い）

いわゆる花粉症は、スギ《春先２月上旬～４月》やキク・ヨモギ《8月～10月》であれば、その花粉の飛散期間だけ我慢すれば済みますが、ハウスダストやダニが原因の場合は、１年を通して私達の身の回りにあるために、煩わしい悩みの種となっています。

ダニといっても目で見えるダニではなく、顕微鏡で見ないと分からないダニのことなのです。１つの布団に何十万匹といて、押し入れに入れてある布団には更に多くいるのです。

特に、夜中寝ている間に寝具にいるダニが皮膚を痒くさせるのは勿論のこと、鼻の粘膜も腫らします。鼻がふさがれると口を開けて呼吸をしてしまうので、浄化出来ていない空気がいきなり、のど・気管支に入ってしまいます。すると喉が痛くなって咳をし始め、気管支が腫れ、気管支炎・気管支喘息になります。

そこで、ダニ（ハウスダスト）アレルギーがある方は、寝具に潜んでいるダニの退治をして下さい。

ダニは…

① こまめにダニ掃除機をかけても、生きたダニは吸い取れません。
（NHK「ためしてガッテン」2015年7月22日放送）

② 布団を干し、たたく。
→ 布団や機具の出し入れは、結構な重労働にもかかわらず、**ダニは熱の届かない反対側へ移動するだけで、減りません！**

※ そして眠っている間の汗で湿気のこもった布団を、朝そのまま押し入れにしまうことが、何よりもダニの温床となり、毎晩ダニの増えた布団に寝ることになるのです。

このように、意外にも“労多くして効少なし”で、その為に疲れてしまって無駄や逆効果になっていることを、私達は気が付かずにいることが多いのです。

アサワ医院からの提案…簡単で毎日出来ます（前述の如く）
是非、実践して下さい！

1. 枕には、相当多数のダニが存在するので、枕からダニが出てこないように、枕は必ず、ゴミ捨て用のゴミ袋に入れてしっかりカバーし、その上からタオルを掛けて寝ましょう。
また、タオルは毎日交換し、50℃以上のお湯で洗濯するか、高温のガス乾燥機を使用しましょう。
2. 畳にはダニが大変多いため、ベッドで寝ましょう。
（ダニは、床から５㎝以上は飛べません。）
3. 敷布団の上に、電気敷毛布、シーツの順に重ねて敷き、掛け布団も、タオルケットか防ダニ布団、または電気毛布にしましょう。（布団を干しに行かなくても済みます。）
4. 電気敷毛布・電気毛布は、日中の間に防ダニボタンを押して、一番高い温度に設定しておき、夜寝る前に切りましょう。（50℃ 5分でダニは死にます。）
この方法なら、毎朝電源を入れ、夜切るだけの簡単な作業で、ダニのいない快適な睡眠を得ることが出来るのですから、便利です。その上、電気敷毛布の電気代は200ﾜｯﾄですので、他の布団乾燥機（1200ﾜｯﾄ）等と比べても、断然安くて済みます。
5. シーツ、タオルケットは毎日洗い、枕も全てガス乾燥機（65℃になります）に入れて、ダニ退治をしましょう。カビも退治出来ます。（電気乾燥機は50℃にならないので駄目です。）敷布団、掛布団、枕をビニールやゴミ袋でしっかり包み、ダニが出てこないようにしていただければ最高です。
6. 朝起きたら寝ている間に布団や枕から出てきて体に付いたダニやカビを、シャワーで洗い流して下さい。頭の先からつま先まで、50℃近いお湯のシャワーをやけどしないようにかけながら、柔らかいタオルで軽く洗い落として下さい。
7. 防ダニ布団、防ダニ畳にする等、ダニの付かない家具に換えましょう。
8. 洗濯物は全てガス乾燥機で乾かしましょう。（衣類に付いたダニやカビを殺すことが出来ます。）
※ 特に雨の日は、除湿機を使って室内の湿度を60%以下にしていると、ダニが活動出来なくなります！（あまり湿度を下げすぎて気道が乾燥してもいけないので、55～60%位が良いでしょう。）
9. 人体に付いたダニやカビ（水虫、たむし等）は熱に弱いので、時々サウナに入ると効果的です。無論、着物は50℃以上のお湯で洗濯し、乾燥させた物に着替えて下さい。

皆さんも今日から試してみて下さいね！　初版　2001年7月　アサワ医院　オリジナル

（3）慢性蕁麻疹

① 口から入った物によって、蕁麻疹が起こります。

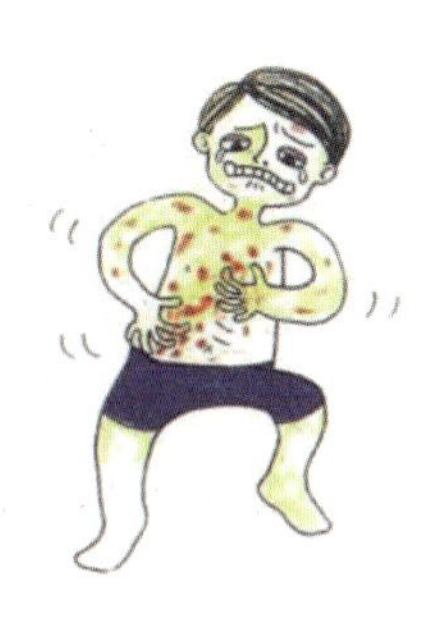

例えば、麻疹にかかると麻疹にならなくなる抗体が出来ます。アレルギー体質とは、その抗体が出来すぎる体質のことですから、生まれて最初にエビを食べても蕁麻疹は出ませんが、何年か食べていると抗体価が上がってきて、ある時から蕁麻疹が出ます。薬についても、今まで良かった薬で薬疹が出るわけです。したがって、今まで良かった物で起こりますので、たちが悪いのですね！

蕁麻疹は、食べ物や、サプリメント、お薬によっても起こります。一旦蕁麻疹を起こす物がお腹に入ると、腸のヒダにくっついていてお尻からすっかり出るのに場合によっては10日以上かかりますので、その間、眠くなったり、温まったりすると、かゆみや発疹が増強します。

② 蕁麻疹を起こす物は数限りなくあって、難しいものです。 血液検査で、分からない物の方がたくさんあります。

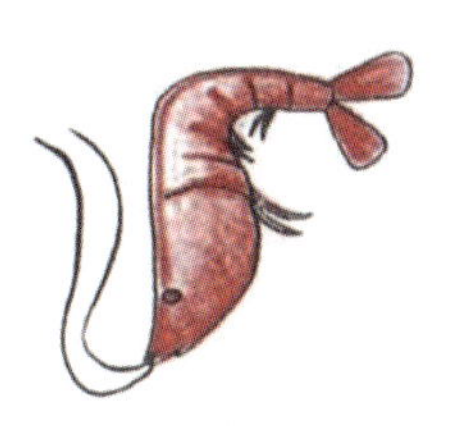

リンゴで起こったり、ゴキブリが歩いた物を食べて発症することもあります。また同じエビでも、獲れた場所によってエビが食べた物が違うので、蕁麻疹が出るか出ないか、異なることもあります。しかしなんといっても、魚介類やそば等で起こる人が多いと思います。

③ 蕁麻疹が出たその日であれば今日は何を食べたか分かりますが、日を追ってからですとわからなくなりますので、気が付かずにまた、その食べ物を食べてしまい、また更に2～3週間ほど蕁麻疹が出続けますので、何日も時間が経ってしまうと、何で蕁麻疹が起きたか分からなくなります。知らずに一週間に一度食べていますと慢性蕁麻疹ということになります。腸は約6mもあり、その内壁は大変凸凹していますので、かゆみの原因となる抗原が、なかなかお尻から出ていきません。

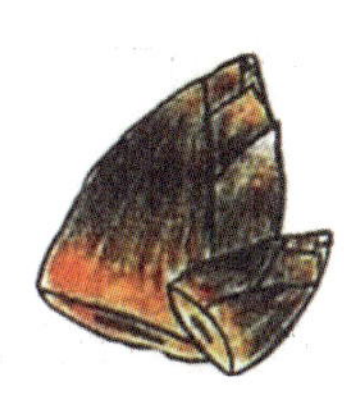

しかし、今日はいつもよりかゆいなぁーと思った時に何を食べたか記録し、また数日していつもよりかゆいなぁーと思った時に記録していくうちに、原因の物が何か分かってくると思いますので、根気よく記録して下さい。

重要

④　とりあえず頑固な蕁麻疹が出た人は、魚介類、タコ・イカ類、サプリメント、合成着色剤、甘味料、防腐剤等が一切入っていないご飯や味噌汁、野菜、卵、果物、乳製品だけにして、外食はしないようにし、2週間くらい様子を見て、蕁麻疹が起こらなくなってくれば、シメシメです。
（大人は、卵はまず大丈夫です。）

その後、初めて牛肉を食べてみてどうか、次は、鶏肉はどうかと試していき、食べられる物を確定していくと、慢性蕁麻疹対策が可能となるでしょう。

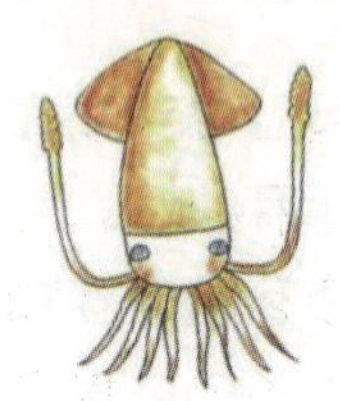

⑤　とにかく、一般的にはエビ・カニ・イカ・タコ・サバ・カレイ・貝類・そば等とサプリメントで蕁麻疹の出る頻度が高いですが、薬や加工品にも気をつけて下さい。とりあえず分かるものは調べて、異常の無かった物は食べていても良いかと思います。

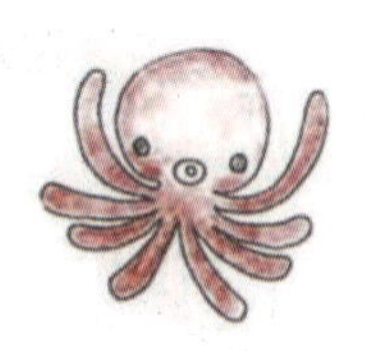

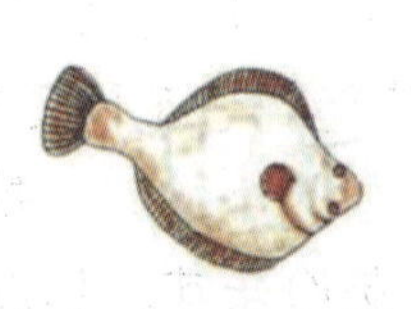

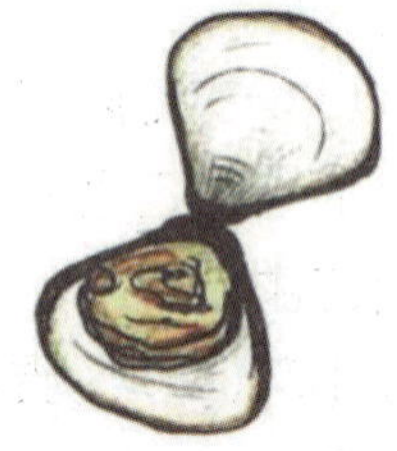

そうやって根気よく自分で研究しないと、大学病院などに行ってもなかなか分からず、慢性蕁麻疹と言う診断名のもとに少し眠くなる抗ヒスタミン剤を寝る前に服用しなさいと片付けられてしまって、それ以上は調べて頂けないものです。

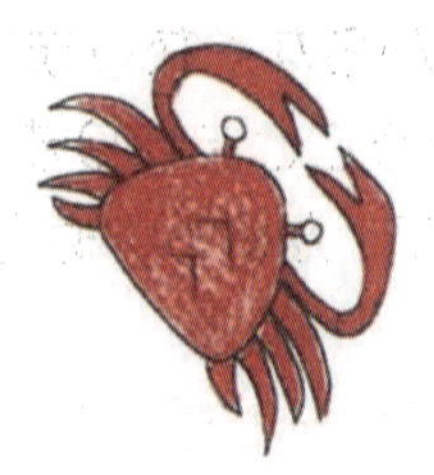

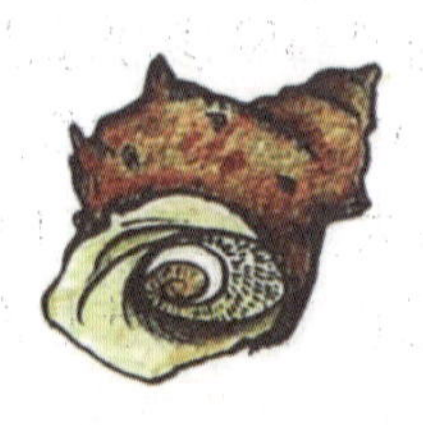

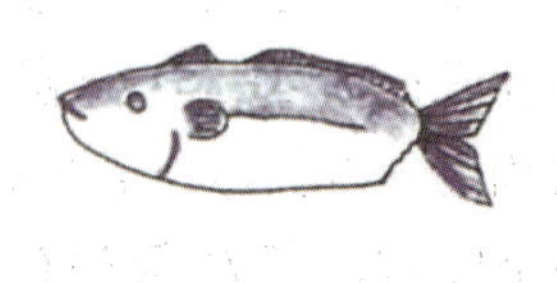

⑥ アトピーのある人は先ず、前述の皮膚アレルギーの項をしっかり守ってみて下さい。蕁麻疹も起こらなくなることが多いです。

初版　2007年　アサワ医院　オリジナル

附

(1)　苦しい花粉症や喘息でやむを得ないときは、強力なステロイドを短期間だけ使ってアレルギーによる不安感を払拭してしまう必要があります。不安感は、自分で自分の首を絞めてしまって、さらに症状を悪化させていますので、1回のトリアムシノロンの注射で、非常に心がほぐれ、アレルギーの人の不安感を吹き飛ばすのにたいへん効果的です。

多くの人が1年間効いた、中には5年も効いたという人も出ておられます。実際は 20日間くらいしか効果はありません。

アレルギーの不安感を続けていることは、精神的にも、肉体的にも、医療的にも、経済的にも、大きな大きな損失です。

無論、注射治療後は生活を改善しなければなりません。同じ生活をしていたら同じことが起こります。(トリアムシノロンの注射は、年に1回位にして下さい。3回以上は副作用が心配されます。)

(2)　アレルギーは炎症といって火事と同じことです。火が燃え盛っているときには、チョロチョロと水をかけていたのでは火は消えません。 悪化していくばかりです。最初に大水をかけねばなりません。

これと全く同じように、アレルギーにとって水に相当するのがステロイドなのです。外国の名医が名言を残しています。ステロイド使用は

①遅すぎない（投薬する時期が）
②1回目の使用量が少なすぎない
③長すぎない（いつまでもだらだら使うな）　と言っておられます。

(3)　皮膚科の先生は最初に最も強力なステロイド薬を使ってから漸減されます。ステロイドの使い方をたいへん良くわかっておられます。

(4)　名薬は使い方しだいで毒にも薬にもなります。

(5)　トリアムシノロンの注射は注射後20日間で体から消えていきますので、ステロイドは最初に強く、徐々に漸減しなければならないという理に全くかなっています。服薬ではだらだらしやすいのです。

(6)　スギ花粉の症状がきつくなるのは2月末からですが、1月のはじめにトリアムシノロン注射をした結果、その年症状が出なかった方が不思議なくらい多数おられます。この注射は20日くらいしか効果がないのですが、過去の経験からこの注射を年に1回打てば1年間は大丈夫という自信から、ご本人のアレルギーに対する不安感が注射をしたという安心感にかわり、自分の力でその年症状が出なかったとしか考えられません。

アレルギー治療は不安感を払拭するということがいかに大切かを、延べ25万人以上の方にトリアムシノロン注射をしてきた実感です。

第8章　人生を変える毎日の運動

（1）不器用で、運動できなかった人間の運動

私は子供の頃、運動会というといつも「びりけつ」でした。それも「どえらいびりけつ」でしたので大変目立ち、近所の人たちが見に来られたときは「いやだなあ」という思いをずっとしてきました。竹馬の友に聞いたところ、「お前は左手が前に出たら左足を前に出し、右手が前に出たら右足を前に出して走っていた。」といわれました。

野球をしても、ボールがグローブに当たって地面に落ちてからつかむので、誰も仲間に入れてくれませんでした。大人になってからも運動は大嫌いでした。しかし年をとってきた頃「少しボケてきたのでは？このままでは早く老化してしまう」という恐怖感から、52歳から毎日運動を始め、かれこれ20年目となりました。

＊H28年で28年目

私の朝は、まず「腹筋体操」から

まず腹筋運動を始めました。最初は30～40回くらいしかできませんでした。とにかく毎日続けているうちに100回できるようになりました。単純な運動なのでつまらなくなり、やめようかと悩みながらも、生来、不器用な性格でしたので、自分にはこれしかないと心に言い聞かせ持続しているうちに２００回できるようになりました。

200回を越えると案外500回まで簡単にできます。これには１２年を要しましたが500回を越えると1000回でも1500回でもできるようになりました。とにかく毎日続けることが大切です。最近では準備運動くらいの気持で鼻歌まじりでできるようになりました。

そしてある時、囲碁をしていつも負けていた人に勝てるようになりました。

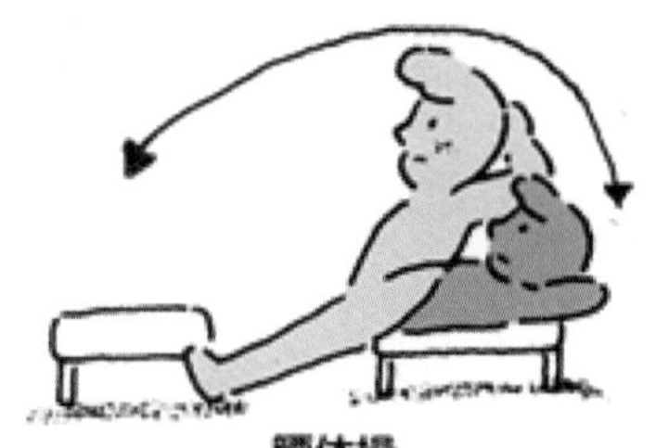

腰体操

カンガルー飛び

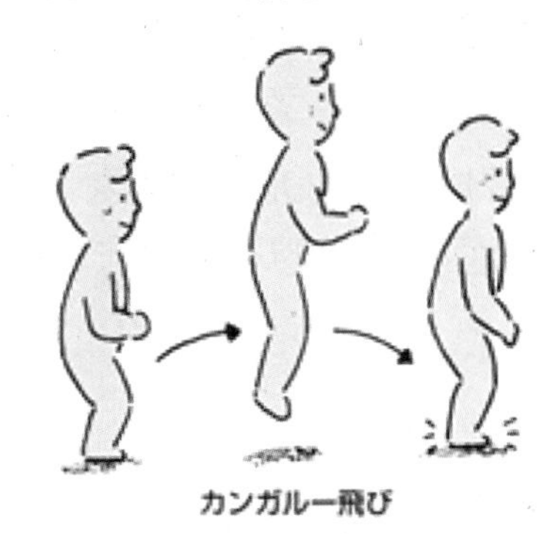
カンガルー飛び

これは運動の成果だと思い、さらに欲が出てきましたので、次に「カンガルー飛び」を始めました。「カンガルー飛び」とはまさにカンガルーのように立った状態でジャンプしながら進んでいく運動のことです。簡単なようで大変な運動です。

私は「カンガルー飛び」を数歩から膝を痛めない程度に始めました。うさぎ飛びなどは医学的にいうと「膝を痛めるからやめなさい」となります。確かに痛むところまでやると過労や怪我になるのです。「カンガルー飛び」も同じことでしょう。

しかし8年目で膝を痛めず600m以上飛べるようになりました。今でも少しずつ増やそうと隔日飛んでいます。

かめさんの屈伸運動

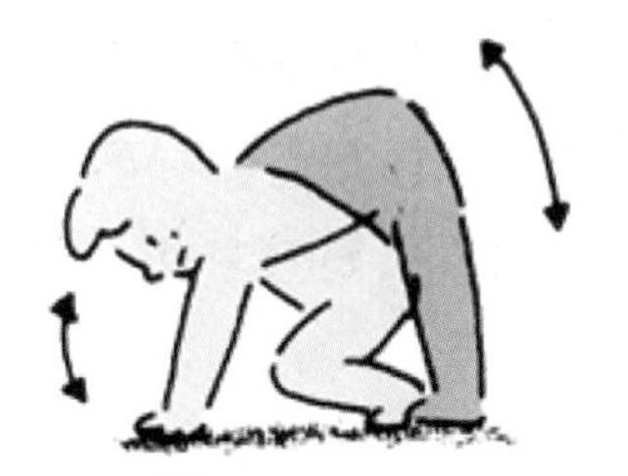
足の屈伸運動

次に四つんばいになって、腕も足も伸ばして足の屈伸運動をします。これも案外難しいのです。初めは30回するのも大変でしたが、いつの頃からか100回、200回できるようになり7年目には700回以上、楽に出来るようになりました。

「カンガルー飛び」と「かめさんの屈伸運動」により、以前では少し走っても息が切れていたのに、それ以後、楽に走り続けられるようになりました。6年目には、毎日8km、12kmと交互に走っています。結構速いですよ。ここで体が痛まない程度に運動するとその部分も強くなるということが分かってきました。最初の頃、膝の痛みが出ましたが、その運動だけはしばらく休んでいました。2ヶ月半ほどして再開しましたら今度は痛みがおこりませんでした。

嫌な腕立て伏せ

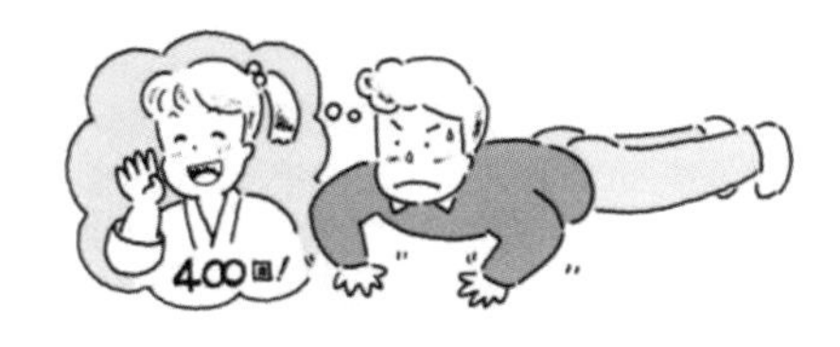

そして腕立て伏せです。元横綱千代の富士は毎日500回、柔道の柔ちゃんこと谷亮子さんは400回するそうです。私は何とかしてこの方達に近づけるように腕立て伏せに挑戦しました。

しかし腕立て伏せはジョギングやカンガルー飛びや屈伸運動よりずっと疲れます。そこで、毎日、腕立て伏せに準ずるような膝をついてする腕立て伏せを続けました。それを毎日100回、200回と増やして500回、700回、1000回とできるようになりました。それから本式の腕立て伏せを10回、20回、30回、とできるようになりました。時には、20回や15回になる時もありましたが、4年目で100回位できるようになりました。

かまきりのしがみつき運動

最近では寝ころんでのケンスイも始めました。5年目ですが、一日置きに700回行っています。これは案外気持よく、楽に何回も出来るようになりました。寒い朝、何百回か運動しているうちに、床に汗と涙が落ちるのを眺めていると、人生の極致にひたっているような無我の境地になります。運動をする前に今日はしんどいからやめたいなあと思った日でも、この境地がおとずれるので、頑張れるのです。後がさわやかです。

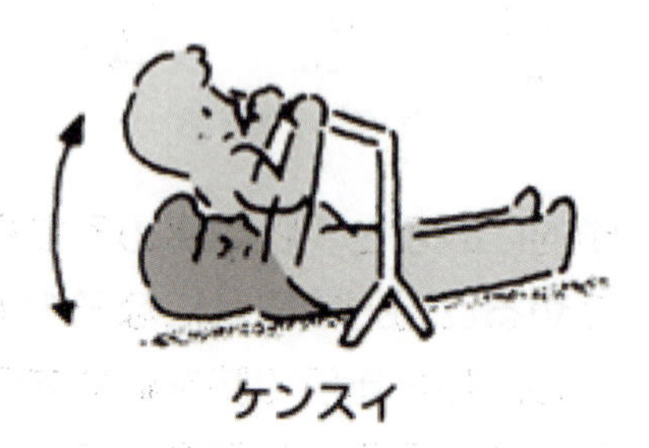

ケンスイ

重いテントを担いで登山すると、二度とこんなつらい山道は嫌だと思いながらも、やっとたどり着いた山頂からの下界の壮大な夕焼けを眺めたときの、あのすがすがしい気分は、ヘリコプターで山に来られた人には分からない感慨があります。ここに本当の意味での人生を感じます。医学的にいうと運動は別の時間帯の方が良いのでしょうけれど、仕事や食事の都合上私にはこの時間帯しかとれませんので、まだまだ増やしていこうと、朝4時に起きて2時間半汗を流して、8時から仕事を始める毎日です。皿洗いも、雑巾がけも運動だと思って頑張っています。年をとって運動していると、何度ももうこれ以上はダメかな、と落ち込みますが、さぼらずに継続していて1年を振り返ってみますと、必ず昨年より出来るようになっているから不思議です。

（2）続けるためのヒケツ ――― 運動はあせらず、さぼらず

① まず週6日、毎日10分程度から

一日に10分位運動しなければ罰が当たると自分に言い聴かせて下さい。最初から2時間も運動しますと、疲れてすぐに嫌になってしまいます。まず週6日、毎日10分間ほど早足で歩くことから始めてみてはどうでしょうか。

それを半年間続けられたら5分位増やしてもいいんじゃないかと思えるようになります。そうすると1年で10分増え、3年後には毎日40分の運動になります。毎日40分運動できましたら大したものですよ。

ただ、一度でもさぼると意欲がなくなってしまうので、**さぼらない癖を付けることが大切です。** 実は、毎日続けている運動をサボることは残念で出来ないものです。子供の頃、冷たい水が垂れる寒い日の歯磨きは嫌だったでしょう。でも癖が付くと歯を磨かないでいる方が嫌な感じがする気持に変わったのと同じことだと思います。ジョギングや腹筋運動なら簡単ですし、毎日欠かさずできるでしょう。理想的には、頭のてっぺんから足の先まで鍛えられるものがよいのですが、運動は「あせらず、さぼらず」です。自分が得意とするもの、やれるものからやればよいと思います。

② 運動の種類は1日置きに変えること

同じ筋肉を連日使うと、疲れになります。同じ運動は、1日休んでその次の日に運動したり、走った翌日は、腹筋運動をするなどして、工夫して毎日運動して下さい。

③ 数分毎に運動のスピードや種類を変えて、サンドイッチで複数すること

その方が、一定の運動だけを行うよりも、その筋肉を過労させずに効果的に向上します。

④ スポーツはいつも「運動」ではありません

スポーツは、時に「運動」でないことがあります。きんさんぎんさんが布団を敷くとき、お孫さんが手伝おうとすると「運動になるから自分でするよ。あんたのも敷いてあげようか。」と言われます。その気持ですると「運動」になりますが、「100歳になっても自分で敷かなければならないのか。孫たちも気がきかないなぁ。」という気持ですると「過労」になってしまいます。

お百姓さんが暑い日も寒い日も、我慢して我慢して、嫌でも農作業を頑張ってしまうと過労ということになりますね。そういう点でスポーツも同じで

「運動」でない面があります。

女子マラソン選手も生理もなくなってガリガリに痩せていては「運動」とはとてもいえませんね。特に、睡眠不足で行っては過労になります。良く寝て行いましょう。相撲の白鵬さんは、12時間も寝ているのですよ。

麦踏みでも強く踏みすぎると麦は枯れてしまいます。上手に踏むことが強くすることだということをお忘れないように！

人間が作った機械は使えば使うほど傷みます。しかし神様が作った機械、すなわち人間や動物は、使い方によってはたくさん使うほど強くなります。

人間は、体が元気でないと物を食べてもおいしくありませんし、旅行に行っても楽しくありません。愉快に暮らすためには、体が丈夫であることがとても大切です。

私たちは、快適生活を得るために、また丈夫な体を得るために、24時間の１割くらい運動に時間を使っても損はしないでしょう。

⑤ 精一杯しないこと

○　また、精一杯しないこともポイントです。元フィギュアスケートの渡部絵美選手は、試合が近づくと１日も休まず練習しなくてはいけませんでした。元マラソンの君原選手も、現役時代力一杯やりすぎたせいか、引退後に招待マラソンなどで走る姿を見ていても、顔が土色になるまで走って早く年を取っているように見えます。

○　ところが、マラソンの有森選手や高橋選手を育てた小出監督は、練習の時、選手がもう少し走りたいと思っている所で「今日はこれでストップ」と終了させるそうです。すると、選手は翌日「もっとしっかり走っておかないとまたストップをかけられる」と思って頑張って走ります。「走ろう」と意欲を持ってできるのです。もし、くたくたに疲れるまで精一杯やってしまうと、翌日は「休みたいなあ」と嫌々走ることになるでしょう。

小出監督はこう話しています。「私が見込んだ選手は必ず世界一流にする。但し、オールドミスになるかも？」

○　高校駅伝の強豪西脇工業の渡辺監督も、日曜日も休まずに走らせていた数年前まではライバル校の報徳学園に数秒差で敗れていましたが、考え直して日曜日は休みにして平日を午前と午後に分け、昼寝もして練習させるようにしましたら、翌年は大差で報徳に勝ち、ゆえに西脇の名を天下にとどろかせ、就職率をアップさせたそうです。

○　骨でも筋肉でも１年や２年で急に強くはなりません。ゆっくりゆっくり刺激しているうちに少しずつ強くなっていくのです。筋肉や骨が強くなってから運動すると楽しく出来るでしょう。筋肉や骨が強くならないうちに、スポーツをするとケガをするのです。

とりあえず、週６日できることから始めましょう。毎日さぼらずに続けていると、年をとっていても、１年たってみれば 同じ運動でも昨年より楽にできていると感じられるはずです。更に、鼻歌を唄うような気持ちでできれば「運動」になります。

体が強くなると気持ちにもゆとりができ、運動にも運動以外のことにも一層積極的に取り組めるようになることでしょう。

⑥ 夕食は早い目に、腹八分目で！

夕食を出来るだけ早い目に、消化の良い物を良く噛んで腹八分目にして早く寝ておきますと、良く眠れ、胃も腸も良く休まります。そうすると朝早く起きられて朝食がおいしく自然にたくさん食べられます。朝食がたくさん自然に食べられてこそ、そのエネルギーで一日が元気に活動できて、運動も出来る訳です。夕方も疲れません。是非、早夕食・早寝・腹八分目で朝食をおいしく食べてください。無論、睡眠を充分とって運動しなければ、疲れを増やすだけになってしまいます。

⑦ マー君の失敗

田中将大選手は、ヤンキースで右肘を痛めました。これからは大変です。

（イ）睡眠は余計にとること（相撲の白鵬さんは12時間）

（ロ）同じ運動を多くし過ぎないこと

（ハ）力を入れ過ぎないこと

（3）運動継続の結果は？

① 仕事の面で、患者さんに対して疲れず最後まで話ができる。

② 以前腹を立てたようなことでも腹が立たなくなった。

（カンシャはカンシャクから「ク」を取ること。

ク（苦）を取ることが一番クロウなんですよね。）

③ 風邪をひかなくなった。

④ 運動を始めて11年間は、今までのように、白髪がそれほど増えていかない。

⑤ 肝・膵臓などの内臓の脂肪がとれ、エコー（超音波検査）で全く正常になった。

⑥ もちろん、善玉コレステロール、脂質など全て改善された。

⑦ 鼻・咽頭が夜間痛んだり、からからしたのがなくなった。

⑧ 手足が冷えなくなった。

⑨ 体の動き・頭の働きが少しましになった？　　　　その他＋α

（4）スポーツ喘息（マラソン喘息）

マラソンなどで競争して精一杯走ると、気道に入る空気が鼻ばかりでなく**口からもたくさん入りますので、温度と湿度が充分保たれず気管支が傷みます**。細い気管支が傷めば炎症が起こって、喘息が誘発されます。ですから喘息にならないようにするには、競争はしないこと、口に水を一口含んで、**口を閉じたまま走れる程度にして、精一杯走らないことが大切です**。口を閉じて、鼻だけで毎日走れば、喘息は起こりにくくなってきます。

冬の寒い時や乾燥している時は、薄いマスクをかけ、首にタオルなどを巻き、気道を助けるようにして走るように工夫して下さい。その点、水泳は水の中ですから、湿度が保たれて気道が傷みにくいです。皆さんも、咳の出ている時に湯船では全く咳が止まってしまった経験がおありでしょう。これと同じことだと思います。

ジョギングや歩行は水泳にはない全身運動、特に骨を鍛える作用もあって、是非必要な運動ですから、あせらずに数年かけて、ゆっくり八分目で運動するよう工夫して頑張ってみてください。

また、水泳では、鼻は鍛えられません。口から吸って鼻から出して呼吸するからです。

鼻から吸って、鼻から出さねば鼻は強くなりません。

ですから、水泳は赤ちゃんから3～4才迄に行って、筋肉と体を鍛え、4～5才から陸上で、骨や鼻を鍛えてみてはどうでしょうか。

（5）運動に優る治療はない

歌を歌いながら、楽しくジョギングを毎日60分以上３週間続けると、脳でセロトニンが増加してきて朗らかに物を考えるように変わるとともに、前頭葉の脳細胞が活発化し、物事の判断力が良くなります。やらねば損ですよ！

”夕方の運動は明日の幸せを生んでくれる“

これなんのこと？

寒い日の夕方、汗をかく程度に運動しておくと良く眠れます。よく眠れてこそ、頭も体もよく働きます。そして、良い考えやアイデアが生まれます。こんな幸せなことはありません。頭も体も健康になります。心が受身の運動は、ダメ。常に強くしてやろうと向っていく心で運動しましょう。柔道の受身は向っている運動。床に自分からたたきつけ、跳ね返る力です。

（6）運動も工夫して

膝や腰が痛いからといって運動をしないでいると、他の筋肉も弱ってしまいます。**無萎縮**と言って使っていない部分は、だんだんと萎縮して使い物にならなくなります。**廃用症候群**といって、体のあちこちが無萎縮を起こし、ポンコツ人間になってしまいます。そうならない為にも、体全体をあちこちと色々と若い時以上に工夫して運動をしないといけません。例えば、夕方楽しく毎日ジョギングしますと、20日で頭の機能も良くなって気分も高揚し、元気になり得るということです。

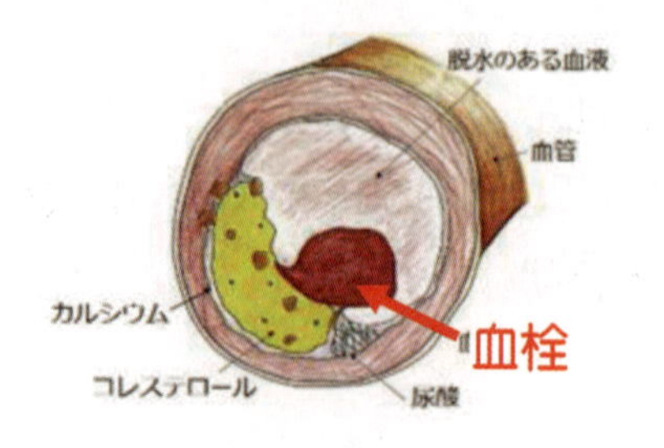

毎日**1万歩**ジョギングや歩いたりすることで病気も減ります。**TPA**も血管内にでてきて**血栓**を常に溶かすので、脳梗塞・心筋梗塞を起こしにくくなります。

しかし、運動も痛みの出る所に体重をかけてしまうと余計に悪化してしまいます。

膝や腰の痛い人は、プールで歩いたり、手押し車に体重をかけて歩いたり、自転車をこぐなど、膝や腰にかかる体重を減らして工夫して運動するようにしましょう。

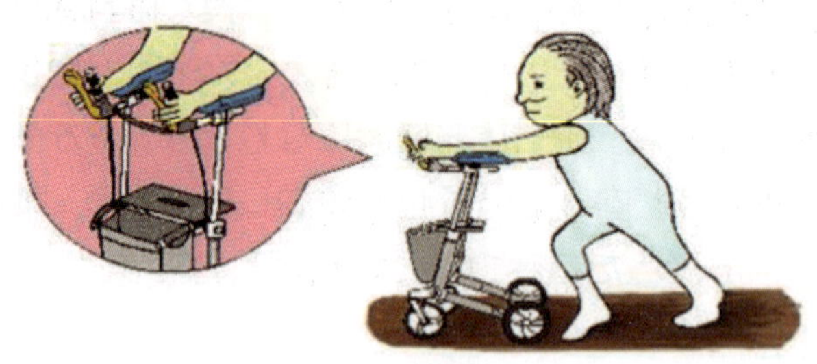

運動をする時は、よく寝てからしないと疲れになります。相撲の白鵬さんは12時間も寝て運動するのです！夜中の0時までにたくさん寝ることによって、ノンレム睡眠といって良い脳波が出るので、明くる日に良いアイディアが浮かんだり、良く動けたりできるようになります。夕方15時以降の運動は夜寝やすくする効果もあります。

病があるからこそ**人よりも工夫して**強くならなければいけませんよ。

（7）運動後記　（運動20年後）　“下り坂走ってバチ当たる”

実は後年、私は欲をかきすぎて愛犬と共に大変な坂道を毎日10km、朝3時に起きて3年間走っていたために、下り坂を年をとってから走ったバチが当りました。急な下り坂を転ばないように下を向いて犬に引っ張られ、受身の運動になっていたことが非常に悪かったようです。膝関節と頚椎、腰椎を痛め、頚・腰の手術をするはめになりました。

頚椎及び腰椎の減圧術をしてしばらくは良いと思っていたのですが、3ヶ月も経つと足の親指や下肢、腰がしびれて痛み、鉛を背負って歩く感じで失望感が強くなり、人生の終わりを感じるようになりました。

運動25年後の私の脊柱

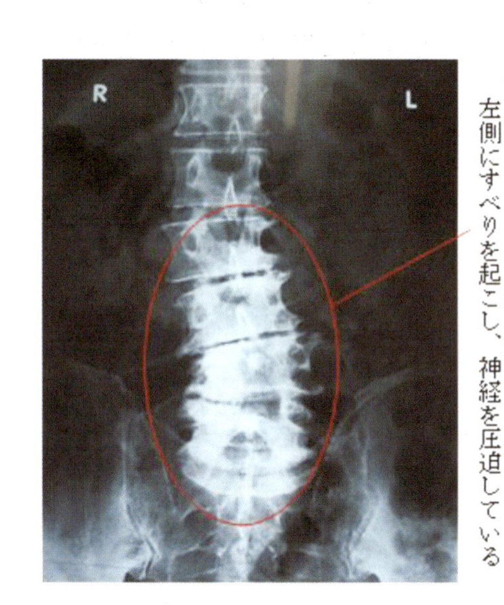

立っていられない。

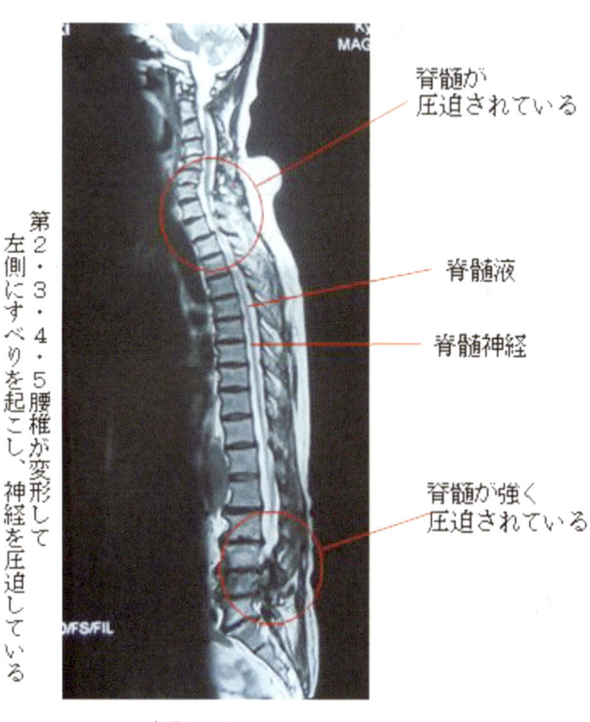

脊髄MRＩ

しかし、「ここでこのままおしまいになるわけにはいかない」という気持ちになり、この体でも出来る種々の運動を工夫し、まず体全体を鍛えるように努め、痛みの減る運動を必死で見つけ出すように毎日10種類位の運動を３ヶ月位行って、その是非を見極めてみました。

平成20年に、後ろ手に手錠をはめたような状態で両肘を伸ばし、躯幹から手を出来るだけ離して胸を張り、出来るだけ顎を上げ、上を向いて歩く姿勢が、頚、腰に良いことに気が付きました。（表紙の絵）

起立時、歩行時
腹横筋に力を入れて
両腕を大きく振って
前かがみで顔は天上を見て
走る時

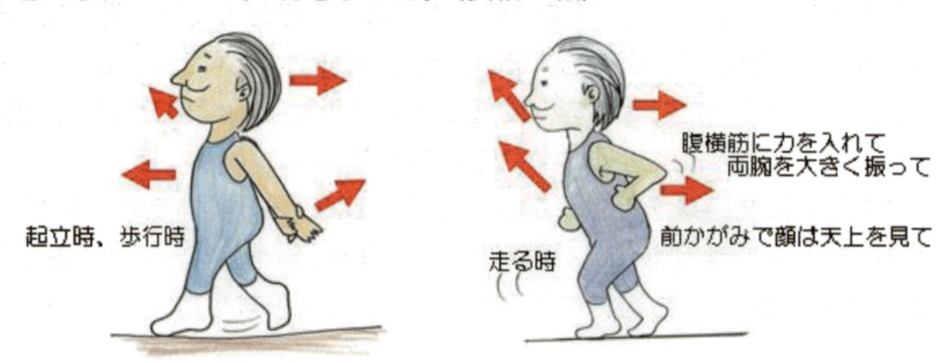

—— 5枚のコルセットで、立って小走りができるようになった ——

座っていると楽ですが、鉛を背負っているようで両下肢がしびれ立っていられなくなりました。コルセットはいくつ作っても不十分でしたが、市販のLLサイズの一番幅の広いマックスベルトを5枚ずらしてしっかりと締めて初めて、腰部全体が固定出来て小走りが出来るようになりました。さらに、幅の狭いマックスベルトを6枚目にして腰を締めることによって、ガッチリ体の線に沿って、石膏で固めたように固定できました。時に、その上から革バンドで更に締め付け、腰をガッチリ固定する時もあります。これで腰痛が起こらなくなります。

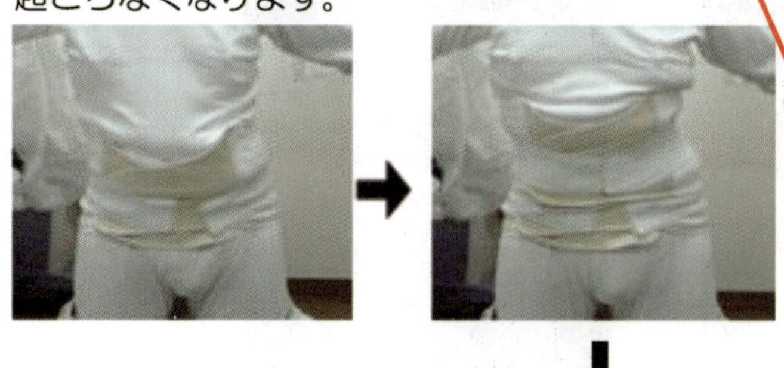

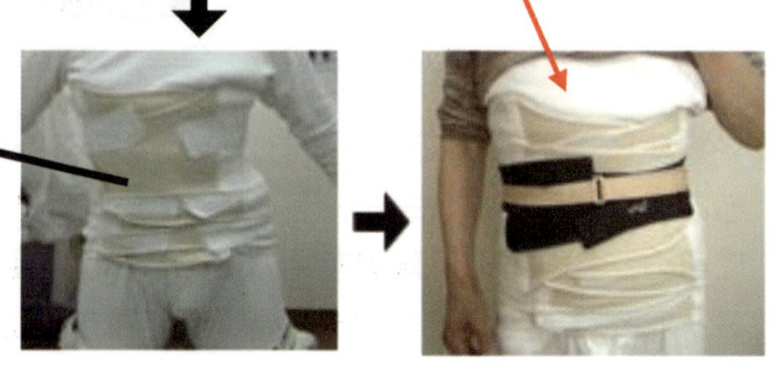

弯曲が体に沿って作られ、体に密着した大きく立派なコルセットになる

このコルセットは短い時間使用するのに向いています。長時間にわたって使用する場合は、胃腸が圧迫されるのを防ぐため、下図のように下腹部の方だけにコルセットを2枚装着して、その上からフレクションブレースを重ねるように使用すると、お腹が楽になりますのでおすすめです。

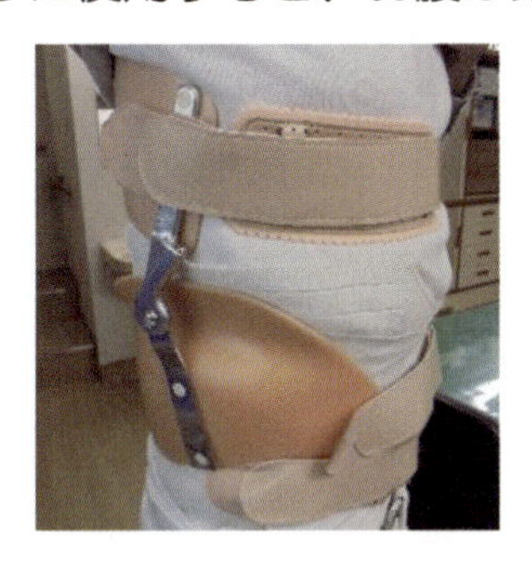

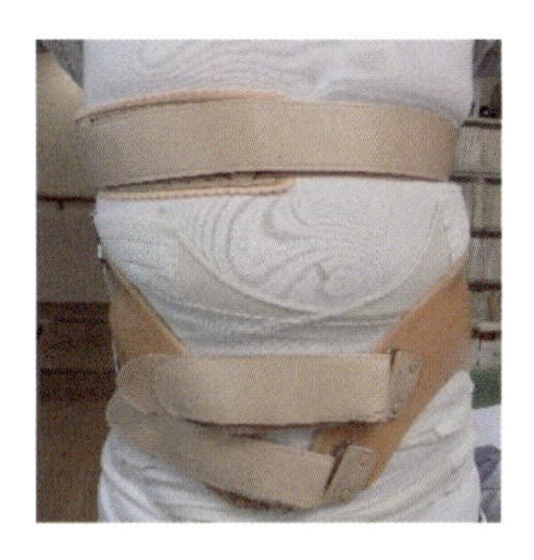

以上のようにコルセットを腰に着けながら行った結果、再び毎日2ｋｍ、のろのろと両手を大きく振って手で走れるようになりました。100m走って、14段の階段を３段ずつ昇降する運動を繰り返し、400段の昇降運動をしています。頭を出来るだけ力いっぱい上に向け、顎を前に出して胸を張る姿勢と力の入れ方が、頚椎を良くするためにはとても大事だと思います。

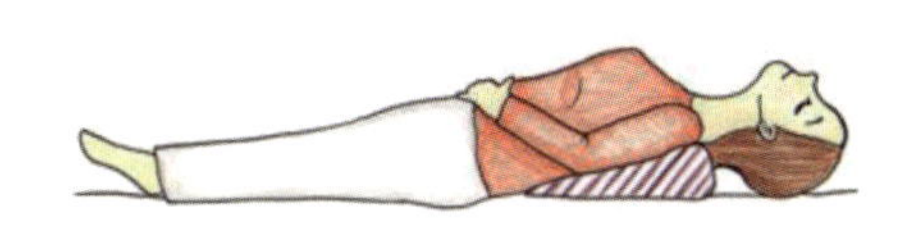

また、寝ている時は、枕をはずして両肩に薄い座布団を入れ、頭が下がり額は上に上がった状態にしました。朝起きた時に「腰痛や足のしびれが減ったなぁ」と、感じられるように寝られる工夫が必要です。頚部脊柱管狭窄症に効果があります。

しかし走るということは、腰椎にはより強い圧迫を加えるということで、腰痛を悪化させることに気付きました。人間の祖先は四足動物でしたので、先祖帰りの四つんばいの雑巾掛は良い運動です。自転車こぎも大変良い運動だと思います。これらをしっかり3年以上毎日行って、やっと首を下げても足先の“びりっ” とした痛みが出なくなりました。

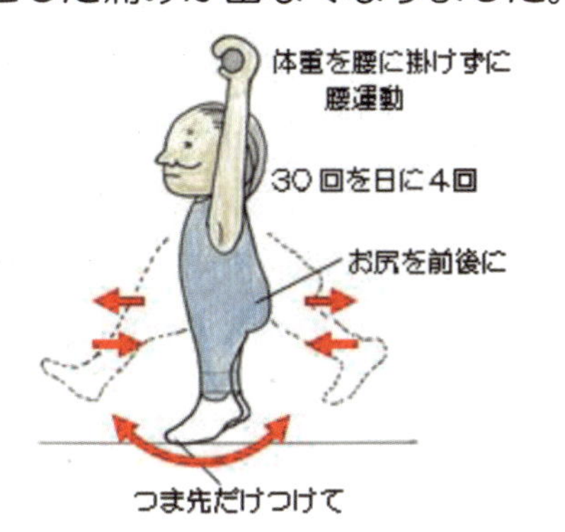

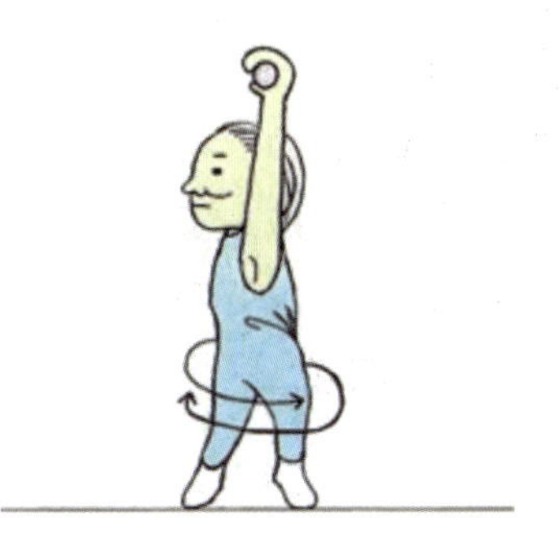

腰を浮かせて、つま先は床に
つけて、腰を前後に振ると、
腰が気持ち良い

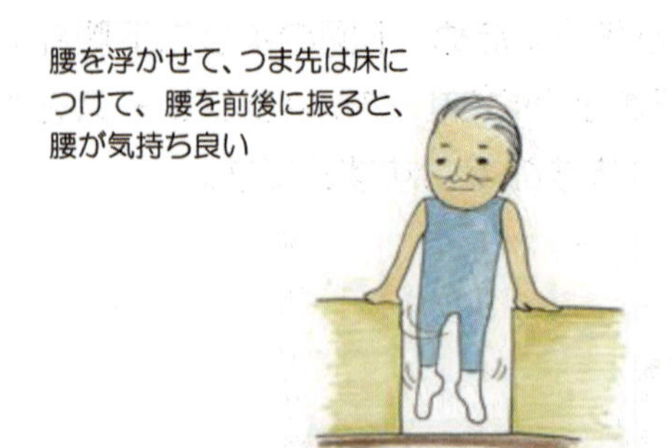

日に 140 段
今は 500 段以上

2段ずつ昇降
腹横筋に力をいれて

（2段ずつの方が無理がない。
背柱と大腿が直角になるので、
腰の負担が軽くなる）

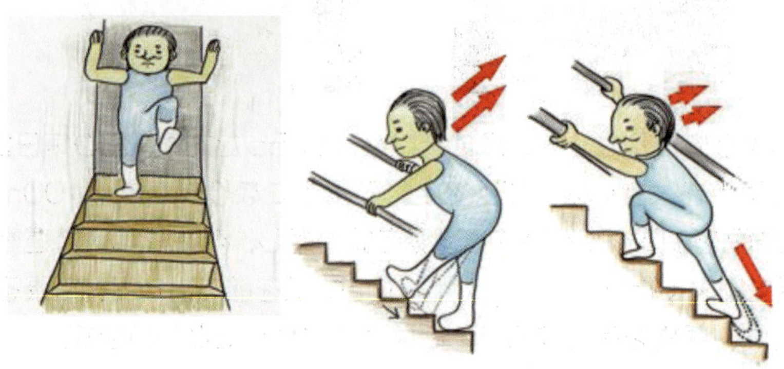

階段で下方の足の踵から指先までしっかり体重をかけながらずらして下ろしていくと、
下肢筋のストレッチが上手く出来て、後で下肢が軽くなる。
下肢筋のストレッチが本格的に出来て、下肢の姿勢が正常化され、膝痛も治る。

人は立ったり座ったりしているけれども、祖先帰りして猿や四足動物の姿勢で運動する時が、首にも腰にも安全であることが分かりました。

すなわち、木からのぶら下がり、四つん這いでする運動や雑巾掛けは、元気につながります。

手も足も使わねば損。使わねば弱くなる。皿洗いも、雑巾掛けも、しなければ損。

痛みが出る動き・運動は、決してしてはいけません。全て悪化します。

呼気を最大限に、お腹に力を入れてお腹がペシャンコに凹むようにして、腰に体重がかからないように四つん這いになり、お尻をサドルから浮かせて体重を両手にかけて、腰にかかる重みを減らして自転車をこぎ、腹横筋を鍛えます。

同じ運動を何回も続けてするのではなく、様々な運動をサンドイッチのようにはさんで運動します。

立っている時＝腰椎を圧迫し痛める

① 室内歩は、机・窓枠・手摺などに掴まって、
腰に体重を掛けないように考え、工夫して歩く

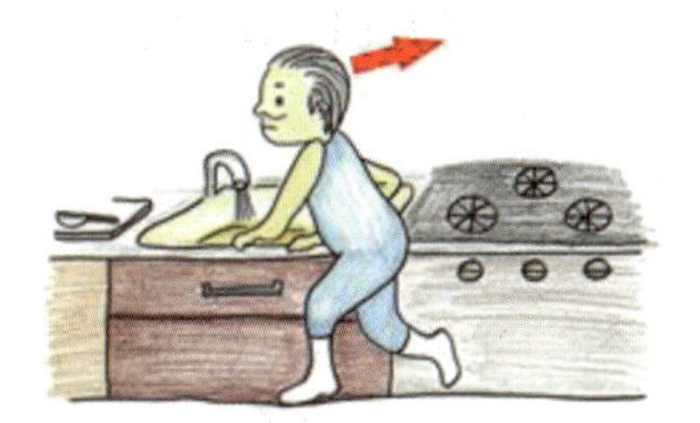

② 四つん這いで歩ける場所は、
四つん這いで歩く

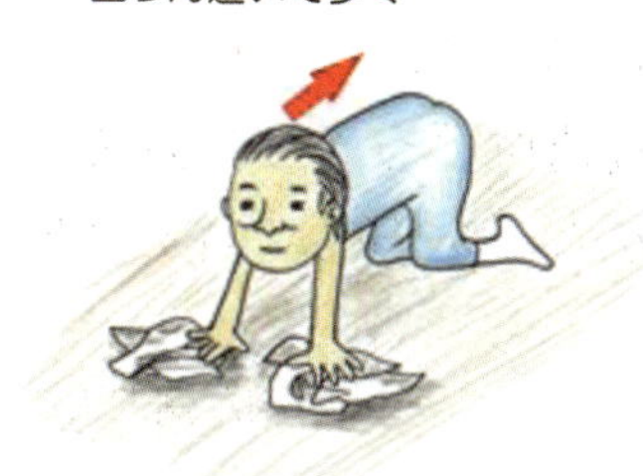

③ 膝に手を掛けて腰を浮かせて歩く

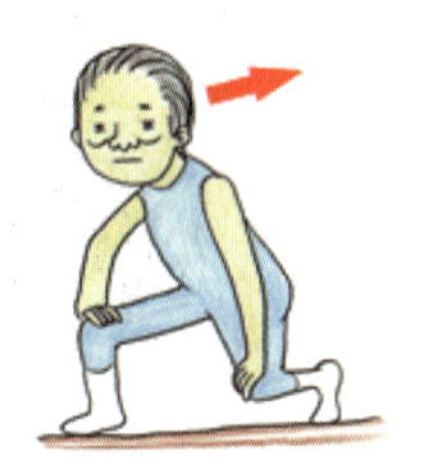

④ 片手で膝に体重を乗せつつ、
もう片方の手で仕事をする

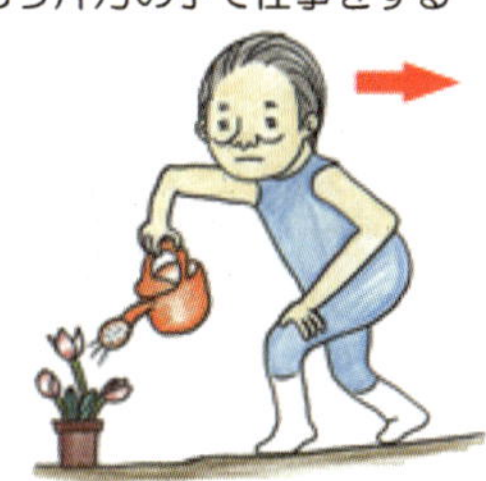

⑤ お尻を落として歩く

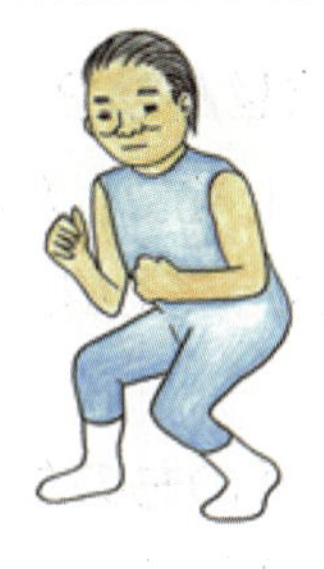

⑥ 椅子の背に掴まって歩く

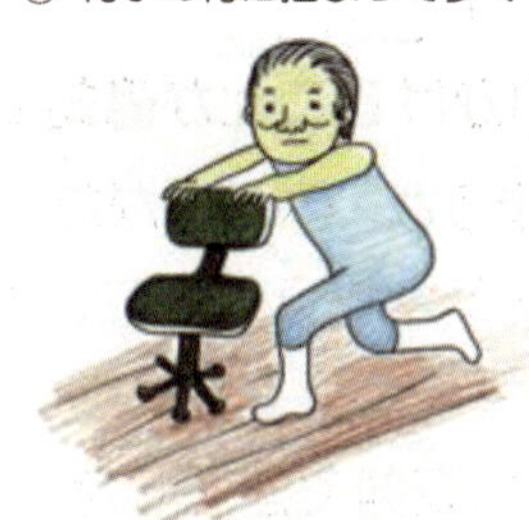

⑦手押し車に掴まって歩く

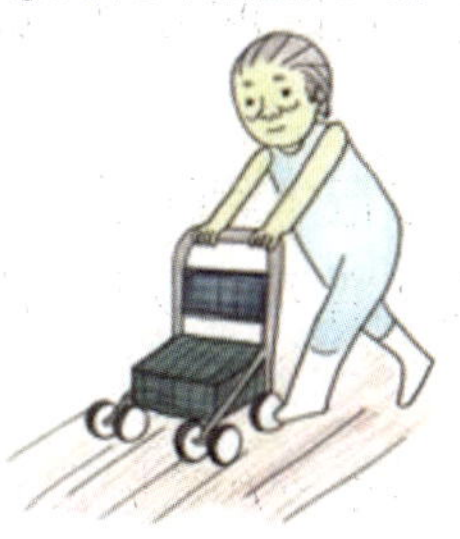

⑧ 歩行器に上半身の体重を乗せ、腰を浮かせて歩く
これは非常に楽です。

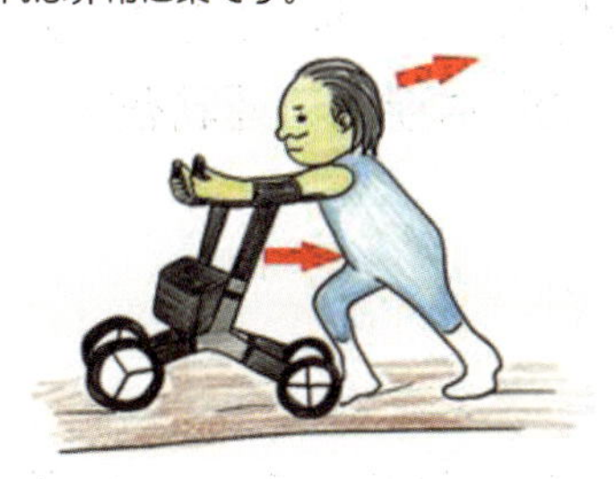

GEMINO の Handicare

腰痛のある人は、プールの中で歩くのと同じ原理で、下腹に力を入れて体重を浮かし出来るだけ大股で力強く歩行します。

疼痛部に体重が掛かるようでは、運動とは言えません。

左図の Handicare 歩行が最高。

（尊敬する岐阜大学整形外科元教授清水克時先生の御指示による）

膝痛の人は、椅子に座って体重を椅子に預け、膝を軽くして足を前後に何度も動かす運動が良いですし、股関節を強くするのもその姿勢で貧乏ゆすりをするのが良いということです。運動は痛みが出るようでは悪化させるだけです。かと言って、運動しないでいると退化していきます。20日間運動していないと筋肉は弱ってしまいます。そこで、患部に体重を掛けずに程々に刺激し続けるのが、本当の良い運動ということになると思います。

膝が痛む人の運動

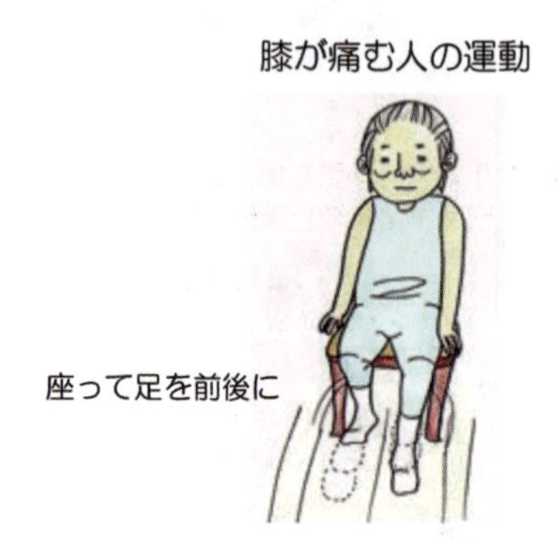

股関節が痛む人の運動

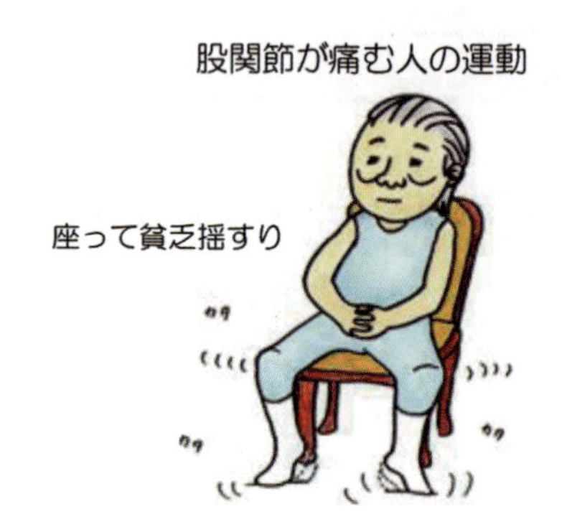

（8）パワーリハビリのすすめ

①「腰が痛い」「膝が痛い」といって出かけることが億劫になっていませんか？

歩行や活動が減ってしまうと、体全体がだんだん弱ってしまい、次々と病気が増えてしまいます。病気が増える事で、更に活動が減ってしまいます。まさに悪循環！！

薬を飲んでいても、正しい姿勢で運動しない限りは痛みそのものがよくなることはありません。また運動しないでいると、脳が刺激されずぼけてきてしまいます。

手足等体の部分部分を動かすとその受持ちの脳が刺激されて脳の働きが元気になりますので、頭全体を良くするためには全身の運動をする必要があります。

膝が悪い人は、膝が悪いからこそ痛みのでない運動を、または痛みの出ないようにして、人よりも工夫して何十倍もする気にならなければ体は弱ってしまいます。体の隅々までくまなく動かして刺激をしていると、脳の種々の細胞もその刺激によって元気になってきます。

「頑張ろう」ではなくて、「くそ！やったるぜ」という気迫を持って運動も、仕事も、人生にも立ち向かって生きることが大事。

頑張ろうという気持ちでは義務的感情要素があり、疲れてしまう傾向がでる。一歩、歩くにしても、くそ！と思って歩いてこそ、筋肉も心も強くなるというものです。

② 姿勢が悪いから、腰・膝が痛むのです。

悪い姿勢で運動すればするほど、痛みが出てきてしまいます。

痛み
- 1、姿勢が悪い
- 2、筋肉が左右、前後のこわばり

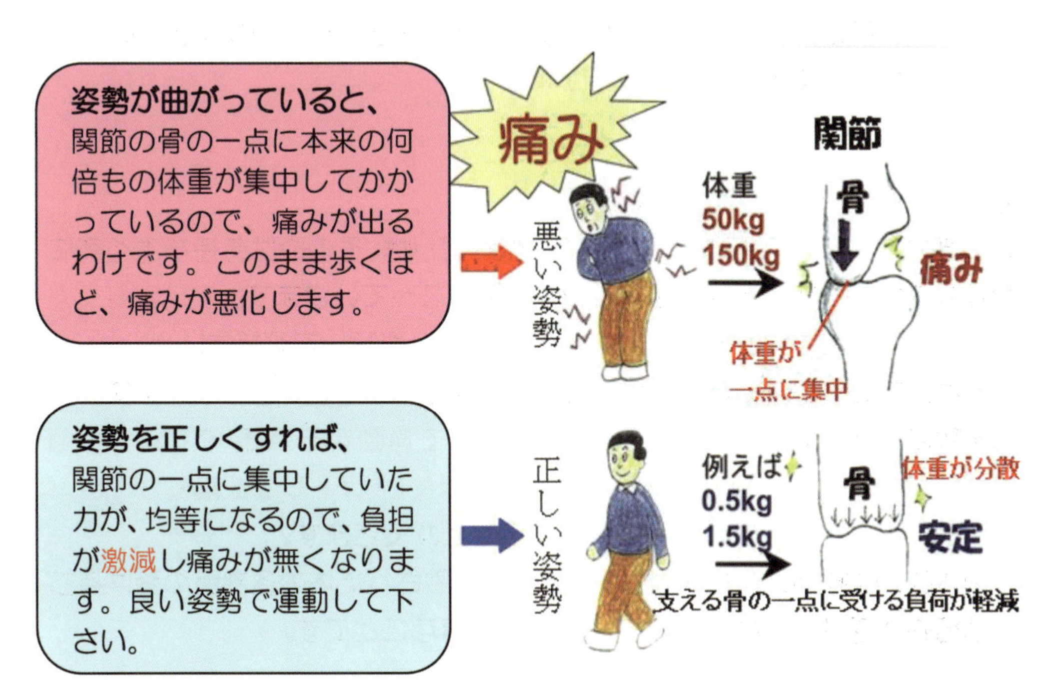

③ いつまでも元気で若々しくいるために

悪い姿勢で運動すればする程、痛みが増え、関節や骨が壊れます。ですから正しい姿勢になるために全身ストレッチをし、いつも頭のテッペンから足先まで刺激を加える必要があります。　毎日の生活で同じ姿勢で、同じ筋肉ばかり動かしていると筋肉が凝ってきます。ストレッチで硬くなった筋肉を柔らかくほぐしましょう。

器械を使って左右前後平等に、正しい姿勢で行うパワーリハビリ

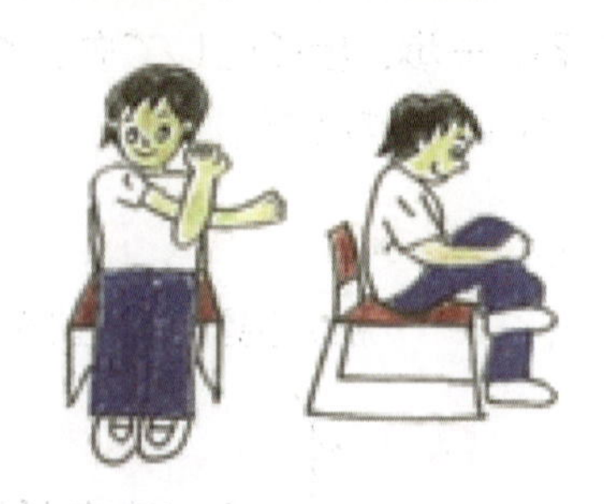

自己流のストレッチには限界があり、偏った運動になりがちで姿勢が良くならないことがあります。例えば両腕を回しているつもりでも左右回転の大きさが違っていたりしますが、両手を器械につかまっていると左右前後全く同じようにしか動きません。下半身も躯幹も器械と共に動かすことによってのみ、姿勢がよくなります。筋肉が柔らかくなると、転びにくくなりますし、痛みも出なくなりますよ。筋肉のこわばりがとれます。正しい姿勢になってから運動しましょう。それでこそ初めて運動が効果をだすのです。

④ パワーリハビリとリハビリの違い

受身的に人にやってもらう今までのリハビリは、その時は気持ちよく楽になりますが、日々に機能は低下し、体は弱くなっていきます。自分自身で運動しないと強くなれないということをしっかり理解してください。

それに対しパワーリハビリは、楽しい音楽を聴き、歌いながら、スタッフの笑顔に囲まれて、自分から器械につかまって運動するので、左右前後姿勢を正して、体を動かすことができて、筋肉をほぐし、ストレッチ運動ができ、精神的にも肉体的にも体の機能を高めることができます。

肉体的、精神的に機能を高めることは、刺激された体の各部所の受け持ちの脳細胞が活性化されますので、非常に大事なことです。

⑤ パワーリハビリのすすめ

姿勢を正し、体を柔らかくするのが、パワーリハビリです。器械の形はジムの器械に似ていますが、力でグイグイやるものではありません。

器械に両手・両足でつかまることで、正しい姿勢で左右前後同時に、頭のテッペンから足先まで同じ動きが出来るようにこの器械を利用してゆっくりとストレッチをします。早くやってもいけません。ストレッチといえばラジオ体操ですが、ラジオ体操だけではアンバランスな運動になってしまいがちです。

器械に両手両足を乗せて左右同時に動かせば、片側だけ強く動かすことなく、左右前後バランスの良い動きができ、姿勢がよくなります。　普段の生活の中でも、重い荷物を片方の手で提げて歩くのはやめましょう。両手に左右同じ重さを持ちましょう。体のバランスが悪くなってしまいます。荷物を持つ時は、リュックサックや手押し車を使用するようにしましょう。

１本杖はいけません。必ず２本杖ですよ。両手で車を押すことは非常に良いことです。

器械をつかむことで、
左右前後のバランスがとれた動きがポイントです！

ストレッチは体のリセット。器械につかまって行ってこそ完全ストレッチが出来ます。体が痛い人ばかりでなく、元気な人も体がリフレッシュされ、老化しにくくなりますよ。頻繁に行うほど、効率よく良い結果になります。

⑥ 特に、パーキンソン病、頚部脊柱管狭窄症、腰部脊柱管狭窄症、骨粗鬆症、変形性膝関節症、変形性足関節症、外傷性後遺症、術後後遺症、脳梗塞後遺症、うつ状態、認知症等の病気は、パワーリハビリで良くなります。少なくとも悪化しにくくなります。薬だけでは薬漬けになるだけです。

⑦ 認知症や⑥の病気にならないために、高齢になったら全員パワーリハビリを行った方がいいですね.

アサワ通所パワーリハビリより

初版　H19年７月　アサワ医院　オリジナル

第９章　さまざまな病気

1　お腹を征せずして、病は治らない

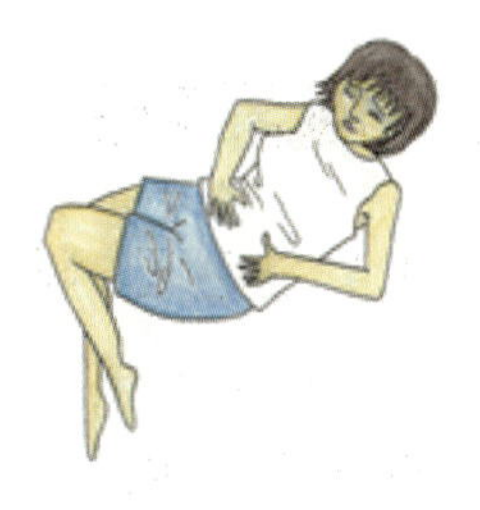

お腹が調子の悪い時は無論のこと、呼吸器疾患や発熱時においても、ただ点滴するだけではお腹の菌をふやしてしまうだけです。お腹に入った菌を追い出さないといけません。常に水分を自分で充分摂取出来るようにしなければなりません。菌を追い出すために、アサワ医院では、洗腸を行います。ただ浣腸するだけでは気分が悪く、すっきり全てを追い出す事ができません。洗腸にもコツがあるのです。（前述のお腹をこわしてしまったらの項を参照のこと）

浣腸液だけでは、腸管内物が出きらず菌が残ってしまって、また菌が増殖してしまいます。電解質液を一緒に入れることで、すっきりと腸管内物を出す事ができます。また、腸管からの補液にもなります。時に、浣腸液も使わずに、点滴液だけを4～5000ml入れて腸管内を洗い出します。腸管内に残った液は、点滴と同じ効果があります。

以前アサワ医院で、浣腸液だけで浣腸を行ったことがある患者さんが、この方法に変えてからしんどさがなく、気持ちがすっきりしてすぐ元気になった、と大変喜んでおられます。

洗腸をしてしっかり排便すると、その後の水分（電解質液）補給を自分からしやすくなります。１～2日は、4～5時間毎に電解質液だけを1000～2000ml飲んでいただき、腸管の残りの腐敗物を除去していただきます。

病気の時は、睡眠が一番です。お腹の腐敗物は、出来るだけ早く全部出してしまうことです。また、火を通した菜葉類やこぶ類は食べた方が腸を掃除してくれます。洗腸後は、お腹がスッキリすることで良く眠れるようになります。

子供さんが夜泣きした時は、即浣腸ですよ！その後すっきりして、よく寝れます。

以上のような点滴液での洗腸は、
腸内のウイルスや細菌が減り、水分摂取が出来るようになり、
咳の病気も、お腹の病気も治りが非常に早くなります。

特に、赤ちゃんや子供さんには点滴は必要でない
（点滴はその時だけですが、洗腸は家に帰って自分で水分が摂れるようになれます）

2 風邪を引いた方、のどが痛い方・咳の強い方へ

(1) 生きていることはバイ菌や抗原と戦って勝っていること

あらゆる病気の中で、風邪ほど私達の生活に身近な病気はありません。風邪を引く回数は、一年間に子供で7～8回、大人では3～4回といわれます。

人間は、死ねば腐ります。バイ菌だらけになるということですね。

風邪は体力が落ちた時に，バイ菌やウイルスにつけ込まれて発病します。体力が衰えるのは、何といっても睡眠不足、働き過ぎ、遊び過ぎ、食べ過ぎ、飲み過ぎ、お腹をこわした時、寒い時に我慢し過ぎていた時などです。

あなたは良く寝た時は咳が減り、寝不足した時は咳が増えることを経験したことがありませんか？

病気で夜に熱が上がっても、よく寝て朝起きた時には1度位は下がります。菌は生き物ですから、あなたの体力が増すとおとなしくなるし、体力が衰えるとずうずうしくなり、増殖し咳も、熱も、痛みも、下痢も増えます。

生きているということは、常にバイ菌と戦って（殺して）、勝って生きているわけです。咳や痰が出る時のほとんどが、体力が落ちたためにウイルスやバイ菌や抗原に負けて気道粘膜が弱っている状態です。

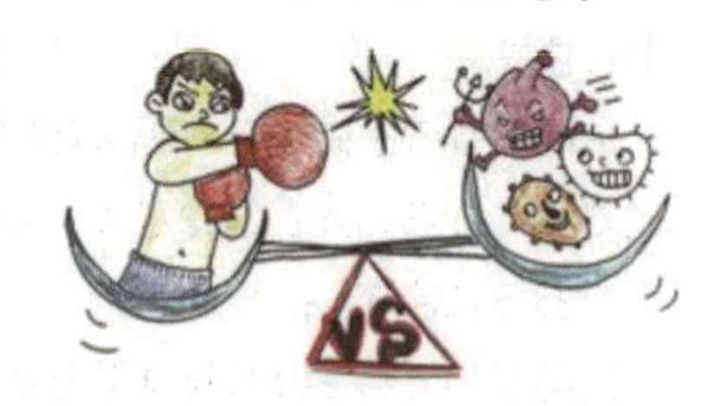

上気道の炎症は抗原（花粉症）によって腫れているだけでなく、体が弱った時にバイ菌も増えて悪化させるのです。細菌炎症も併発することが多いのです。こういう時には、よく合った抗菌剤の併用も必要となります。

体全体を強くしておけば鼻や上気道･気管支の粘膜も強くなり、鼻の浄化作用が健全化され、細菌や抗原を気管支の方へやらずに済みます。年をとっても、鼻やのどがカラカラせず、風邪をひかなくなり、咳･痰は出なくなります。そうすれば更に気管支が傷むことはありません。従って、気管支炎や喘息を出なくしてしまうことも出来るわけです。

鼻がつまった → 口を開く → 喉が痛い → 咳（↑）→ 喘息（↑）

鼻がつまって咳や喘息が起こるまでの日数は、体が弱っている人ほど早くなります．この速さが、その人の体の弱さのバロメーターといえます。

（2）馬鹿は風邪を引かない、これ本当？

風邪を引いた時、患者さんの大半が、「誰々にうつされた」と言って来られます。中には、「赤ちゃんにうつされた」という方もおられます。「風邪が必ずうつされるものであるのならば、医者はしょっちゅう風邪を引いていなければなりませんよね」と、私は患者さんに申しています。

人間は気落ちして、元気のない時に風邪を引きます。家族が風邪を引くと、嫌な気分に落ち込みます。神経質な人ほど落ち込みが強いので、ご自身も風邪を引いてしまうわけです。また、家族は同じように遅く寝たりして、全員が疲れやすい生活状況にあるので、同じように風邪を引くと考えられます。

昔から、土曜病という言葉がありますが、週末になると疲れが出て、風邪を引いてしまいます。

本当の馬鹿は鈍感で無頓着ですので、落ち込みませんから風邪を引かないわけです。神経質な人が賢いかと申しますと、それはまた別の話です。

それでは、医者は馬鹿なのか？と言いますと、確かにそれも本当ですが、医者は患者さんが来られると嬉しいので、元気が出てうつらないのでしょう。医者も「怖い患者さんが来たな」と、がっかりしていると、バチがあたって風邪を引きます。患者さんは「有難や、有難や」です。

風邪の原因は“弱り目にたたり目”が本当のところです。

また、医者は患者さんから本物のウイルスを少しずつあびているので、無料で免疫ができています。

（3）のど痛はなぜおきるか？

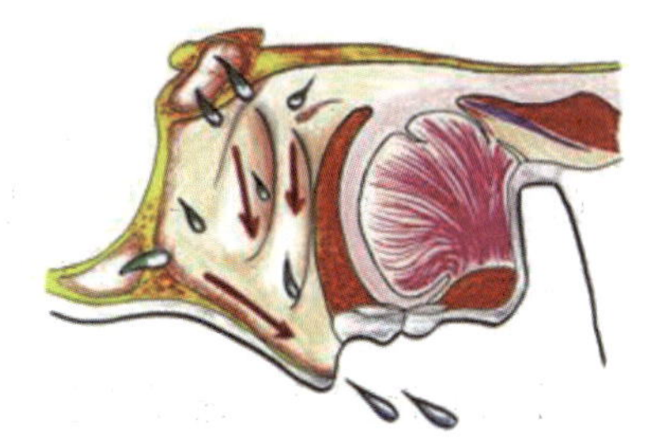

皆さんはお風呂の湯舟に入っている時、「咳が出ていても、また、少しのどがイガらっぽかったのに楽になったみたいだ。」と感じられた経験はないですか？ 湯舟の水蒸気をいっぱい吸うことによって、乾いていた鼻、咽喉頭の気道を潤わせたからです。元来鼻から出る水蒸気でバイ菌、ウイルス、ほこりの侵入を、ブロックしているのですが、体が弱ってくるとそのブロックする力も低下してしまうので、直接バイ菌、ウイルス、ほこりが咽頭や気管支粘膜にくっついてしまい、炎症を起こして痛くなるわけです。いつもなにげなくしているまばたきも、涙が重要な水分となって鼻に行き、温かい水蒸気にしてくれますが、

体力低下により涙も減り、その分鼻道の水分が減少します。特に口を開いて寝ている人は、咽頭が乾いた状態になってのど痛が起こりやすくなるのです。食事時間の遅い方はダメですよ。喉がからからになります。

体が弱った時には、食欲も落ちて、脱水が起こります。すると鼻や咽頭、気管から出る水蒸気も減って潤いもなくなります。鼻がはれて、口から入る吸気も大変多くなります。更に空気が乾燥している時期には、のど痛は悪化しやすくなります。夕食が遅くて、朝食が食べられない時は危険です。

なんといっても睡眠です。睡眠不足は体全体の各機能を低下させ、気道粘膜をはじめとする対・外敵作用が弱くなってしまいます。

また、菌の種類によっても、のど痛が起こります。インフルエンザA型（B型は起こらない）、アデノウイルス感染の時など。

（4）のどが痛いとき、咳の強いときには

① 睡眠を出来るだけ多く！

体が負けて風邪を引いたのですから首、肩がひえないよう温かくして、いつもより１～２時間早く、長く寝てください。温かくして昼寝をすることも大変望ましいです。体全体がポカポカと感じるように暖かい服を着、布団もよくかけるようにしてください。

② 浣腸して寝やすく！

また、便は出ていても充分でない時は、我慢して水分を一度にたくさん（2000ml～3000ml）摂取した直後に、浣腸して**更に出すようにしましょう**。そうすると、腸の中のウイルスも不消化な便と共に減るので、腸が楽になり、体、腰を楽にし**寝やすくなります**。味噌汁などの水分摂取も容易になり脱水がなくなります。気道が潤い、咳が和らぎます。

③ 薄くしたマスクをかけましょう　《 マスクは気道の手袋です 》

学者やテレビではインフルエンザウイルスや細菌が入ってこないようにするために、マスクを掛けましょうと言っていますが、目の細かい息苦しい窮屈なマスクをして寝苦しくしてはいけません。睡眠は大事です。それよりも、風邪をひいた時は鼻も弱っていて、また、食欲も落ちていて本来の働きが出来なくなっています。それを助けるために、少なくとも寝る時は、水蒸気を逃がさないために、苦しくない程度のマスクをしてください。

気道粘膜が元気になって喜ぶようにマスクをするわけです。元気な気道粘膜からマクロファージ等が出てきて、ウイルスや菌をやっつけてくれるのですから。

咳が出そうなときや出るときは、よく濡らした薄いマスクをすると鼻や喉が助けてあげられるので良いです。

大きく咳込むと肺からいつもよりたくさんの空気が出て、それを補うために今度は口から空気がいきなり胸に入ってしまいます。元来、空気は鼻で温められて水蒸気をもらい、バイ菌をとってもらってから胸に入らなくてはならないのですから、咳き込む時は口から入る空気が、喉や気管支を傷めてしまいます。ですから咳の出るときには、自分自身の気道粘膜を助ける為にマスクをして下さい。まして、大きな声を出して喉を痛めないようにして下さい。

ウイルスが一匹も入らないような網目の細かいマスクは、苦しいだけで、必要ありません。気道が湿って咽喉頭・気管支が喜んでくれたら良いのです。

④ 首を暖めましょう！

タオルの中にカイロを２つぐらい入れたものを首に巻いて喉を暖めて下さい。<カイロは長時間一定の温度を保つので効果的です> 咽喉頭が温まり血液が集まってきて、粘膜を元気にしてくれます。すると２～３分後には、喉が楽になるのが実感できます。寝ている時は、肩が出ないように充分布団を掛けて寝るようにして下さい。

⑤ カブレステープを口に貼って寝ましょう！

寝る直前に口をしっかり閉じて、かぶれないテープ（カブレステープ）を貼って、苦しくない程度に濡らしたマスクをして寝ると完璧です。咳は大変少なくなります。
咳は口から入る吸気によってのみ出るのですから。カブレステープを口に貼って寝る場合のマスクはガーゼ2枚ぐらいの薄い、粗い物でも充分効果的です。

⑥ 食事は消化の良い、塩分のある温まるものを

風邪を引いた時は、気道の周囲だけでなく胃腸にもウイルスがたくさんいきます。胃腸も疲れていますので、熱い昆布茶や食事は体が暖まり、気管支や鼻、喉から水蒸気がでるような食べ物 ＜梅干しにおも湯、おかゆ、おじや、うどん、コンソメスープ、シチュー、水たきといった熱いスープ類など＞ を良く噛んで唾液をたくさん出して食物と混ぜて、食べて下さい。お腹がはらず、腰もだるくならずに寝やすくなります。塩分は元気の出る源です。おかゆだけではだめです。梅干しとおかゆです。

★ **熱がある時**は、先に述べましたように体に水分がないと気道から水蒸気が出ませんので、ウイルスを外に排出できませんし、汗をかいて熱を下げることができませんので、温まるスープ類をたくさん飲んでおくようにして下さい。

また、体に十分水分があれば（脱水がなければ）、熱が上がってもさほど心配ありません。発熱は、菌【ウイルス】をやっつけるための炎ですから、むしろ上がってしまったほうが早く治るのです。ですから、もし触ってみて手足が冷たい時は、熱があってもどんどん体を温めるようにして下さい。部屋の温度、布団の温度に関係なく、手足を触ってみることが大変重要です。弱った老人、痩せた子供、胃腸の弱い子や人は特に注意しましょう。逆に、手足がポカポカと温かい時は、頭を冷やして下さい。漢方薬を使って発汗させるのがベストです。また、風邪の時はお酒はやめましょう。タバコは永久に止めてください。

⑦ 鼻も喉も気管支も水蒸気が出なければ、気道はただの筒

気道の線毛上皮の先まで水がひたひたと出ていないと、インフルエンザウイルスや花粉等の抗原でも線毛上皮の穂先に浮かされていなければ、線毛運動だけでは排泄出来ません。それどころか、水分がなくてウイルスが線毛上皮の根本にきたら、線毛上皮は全滅してしまい、強い肺炎を起こしてしまいます。

“全ての病は、お腹を制せずして治らず” です。

⑧ 鼻先をしょっちゅうお湯で洗い流しましょう

鼻腔内5mm位のところまで、洗い流しましょう。

⑨ 鼻腔内を食塩水の上澄みで洗いましょう

【インフルエンザ】

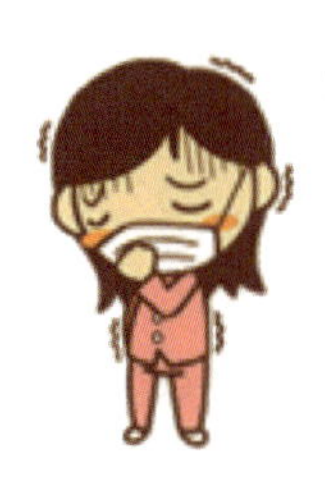

ｳｨﾙｽにかかった1～2日目は、ｳｨﾙｽが少ないため検査結果が陰性になることが多いですが、ｳｨﾙｽが少ないうちに、**抗ｳｨﾙｽ薬**で少しでも**早く治療**する方が、治りが早くなります。

“ｲﾝﾌﾙｴﾝｻﾞ が騒がれ出したら治療する“のど痛と、37.5℃あれば、すぐ抗ｳｨﾙｽ薬をもらってください。
ほとんどの方が、朝夕2回服用、またはｲﾅﾋﾞﾙ吸入を１回すれば、熱が上がらなくなります。

ｳｨﾙｽは**お腹**にもいますので、お腹のｳｨﾙｽを体外へ排出することが肝心です。
そのためには、先に述べましたように**塩分を含む水分**（OS-1・ﾜｶﾒのみそ汁・昆布茶など）を水分摂取がしにくい場合は、漢方薬を使いながら、**2000mlまとめて一度に**しっかり摂った直後、お尻からも、電解質液を2000ml程入れて、洗腸するなどして、腸内を洗い流しましょう。
腸内のｳｨﾙｽが減って治りも早くなります。

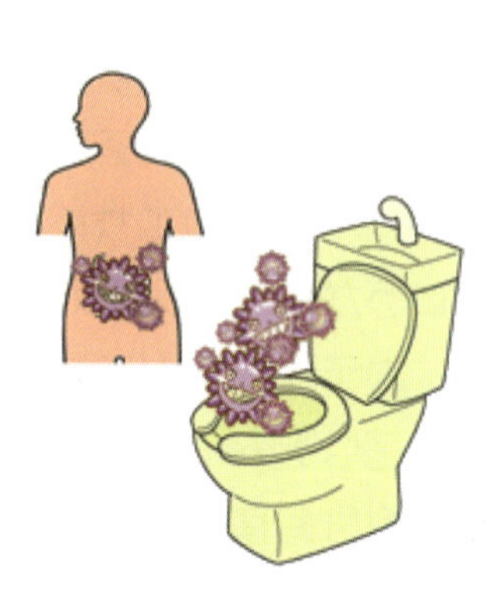

このようにして、その後の水分・食事摂取を自分からしやすくするようにすることが、たいへん重要です。点滴だけでは、一時的な効果しかありませんし、**ｳｨﾙｽが減りません**。後の水分補給が出来ません。

★ **インフルエンザ予防接種**は、**元来2回**しないと不完全です。

老人施設で、インフルエンザによる死亡者が多数出ましたので、国から補助を出して、予防接種を行うことにしました。しかし予算が無い為、公費からの補助は１回分だけしか出ません。１回でも、70%位は免疫が出来ますが、95%くらいに免疫力を高めるには、やはり２回接種が望ましいのです。

★ 高熱で食欲のない子供や大人に、ふらつかないようにするために点滴をしておいて、漢方薬を一包飲ませて、むかつきを取り、OS-1（電解質液）を出来るだけ沢山一気に飲んでもらい（2000ml以上）、直後にソリタT3を500ml～3000ml位注腸して浣腸します。すると、細菌やウイルスのついた腸管内物が、上部腸管から洗い流され多く出てしまいますので、すっきりしてすぐ飲食ができるようになり、1～2日で元気になって、インフルエンザの入院者が無しになりました。

呼吸器の病気も消化管を元気にすることをまず考えて、治療しましょう。

点滴だけでは、その時だけ水分が足りたとしても後が続きません。しっかりお腹の腐敗物を出してすっきりさせ、飲めるようにして帰してあげましたら、自分で勝手に次々と電解質の補給が出来て治りが早く、入院がいりません。病院治療より優れていると思いませんか。

インド旅行で同行者がシゲラ赤痢になった時も、このようにして3日間で治して帰って来れました。また、近年はコレラ患者さんを2日間で元気にしました。

⑩ うがいをしましょう！

特にうがいは物を食べた直後にしましょう。口腔咽頭に残った食べ物の汁が、バイ菌のエサになります。お湯や緑茶でカスが残らないようにゴロゴロうがいを15秒以上2，3回して、咽の清掃と消毒をして下さい。緑茶は、カテキンなどで殺菌力があるので効果的です。他の殺菌剤は使用すると、菌は死んでも自分の粘膜を痛めますので止めた方がよいでしょう。イソジンは殺菌力はあるが粘膜を傷めるので、粘膜の元気がなくなり外国でも悪い結果が出ています。

また、薄い塩水でうがいや鼻洗浄をしても良いですよ！また、咽頭に湿り気を与えるために、夜中も目が覚めたらお湯でうがいをして下さい。とにかく理屈より実行です。お茶か、無ければお湯でも水でも結構ですので、何回かうがいすることです。咽頭粘膜のウイルスも水に溶け出して捨てる事が出来ます。何といっても、粘膜が元気になります。鼻道だけは、薄い塩水でなければ洗浄してはいけません。

⑪ 急性期の入浴はひかえめに

風邪の急性期は、入浴は控えましょう。疲れますし、後で湯冷めして悪化することが多いからです。止むを得ず入られた場合は、良く温まってから、出掛けに冷えた水を頭からかぶるか**冷たいタオルで体をふいて、皮膚をひきしめてください。すると、かえって体が温まります。**

また、一度着たシャツ類は湿っていますので30分位したら着替えて、湯冷めしないように努めてください。

⑫ 風邪の時に解熱剤を使うと、１〜２日治りが遅くなったり、肺炎、脳炎を起こすことがあります。

漢方薬を使って下がった場合はそのまま治っていきます。発熱はウイルスと戦う炎です。

これは、新型インフルエンザの時に大変有効です。

⑬ 風邪を引いたかな？と感じた時の漢方薬の飲み方

頭痛がしたり、頭が重く体がだるいなど風邪っぽい症状がある時は、まず、No.124の『川きゅう茶調散』をお茶で2包（5g）飲んでみてください。（普通の頭痛の時でも、これを飲めば治ることがあります。）30分後体が楽になってくれば、それ以上薬を飲まなくても治ります。

楽にならないようであれば、No.45『桂枝湯』とNo.101『升麻葛根湯』を一包ずつ飲んでみて下さい。

しかし、のど痛や咳が出てきたらこの漢方では効きません。診察を受けて症状にあった漢方を処方してもらいましょう！

⑭ 発熱して寒気があり汗がない時のN−27『麻黄湯』の飲み方

（1）熱が上がったら、こぶ茶かワカメの味噌汁等の温かい塩分のあるスープを充分摂って汗をかけるようにしてから、20分ごとに１日４回まで服薬してみて下さい。

（2）汗をかいたら服薬を中止して下さい。

（3）**熱が下がらなければ、次の日も１日４回まで同じように服薬して下さい。**

新型インフルエンザの時は、是非お試しください。

（5）体温

① 病気の熱は、寝る前には朝よりも1℃以上、上がることが多いです。
逆に、朝は夜よりも1℃下がるわけです。
従って、体温測定は夜は夜、朝は朝で比較してください。

② 微熱が37.3℃あっても、病気の熱であるか否か決まりません。特に夏は分かりません。
熱は体を動かすと上昇しますし、午後は気温も上がっていますので、一番高くなります。寝る前に活動が減りますし、気温も下がってきますので、体温も普通は下がります。

従って、
午後1時頃　37.3℃あっても、眠前　37.0℃は　正常
午後1時頃　36.8℃であって、眠前　37.0℃は　病気　です。

なお痩せている人は、普通の人よりも少し高めの人が多いです。肝臓は38℃位ありますので、痩せている人は体表が薄く、肝臓の温度が伝わりやすいからです。

一番困りますのは、自分はいつも36.0℃だと信じ込んでいる人です。なかなか一日中体温は異なるということを理解して下さらないからです。

◎水銀体温計で１０分間、測って下さい。

月／日	午後の体温 PM1:00～3:00	寝る前の体温

初版　2005年　アサワ医院　オリジナル

3　常識をくつがえすラップ療法

（松本市の相澤病院：鳥谷部・夏井両先生推奨）

医者は何十年も傷口を消毒していじめていた（消毒は治療の強敵）

（1）いままでの傷口消毒治療

傷口の消毒は表面の細菌・雑菌を殺しますが、同時に傷口の皮膚や粘膜・筋肉の組織までも痛めてしまいます。それにより、傷面が自己回復しようとする再生力・殺菌力が弱まり、すぐに細菌・雑菌が繁殖し、傷口の再生が遅れたり、ケロイドになります。

また、ガーゼを直接傷口に当てると、浸出液がガーゼに吸収され、ガーゼとともに傷口が乾いてしまいかさぶたになります。また、傷口が空気に長く触れていても、かさぶたやケロイドになります。かさぶたや乾いた傷口からは、皮膚を再生してくれるサイトカインやマクロファージや滲出液リンパ液が出てきてくれません。これらの滲出液が、常に少しずつ出ていないと、傷口は修復できません。傷口は血液から滲み出た滲出液が治してくれるのですから。

（2）ラップ療法

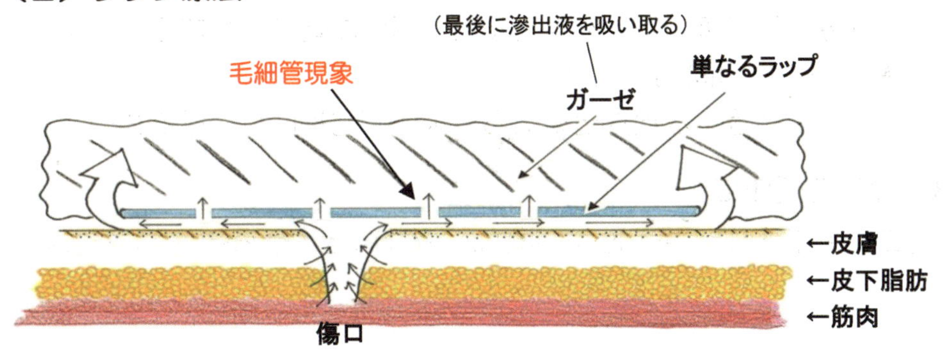

ラップ療法とは、傷口は消毒せずに生理食塩水か水道水で洗い流してラップを貼り、その上からガーゼを軽くかぶせてあてておく方法です。こうすると、ラップと皮膚との狭い間隔が毛細血管現象を起こし、傷口からサイトカインや白血球等を含んだ滲出液がラップの下から常に出てきて、周囲のガーゼに浸み込むように流れ出てきて、その体液成分が壊された皮膚をどんどん修復してくれます。

ラップと残った皮膚の間はわずかに湿っていて、少しずつ滲出液が毛細管現象で、流れ出るようにする事が大切です。その上から、ガーゼと包帯をしてラップから染み出てきた液をガーゼに吸い取らせて下さい。
分泌液が多い場合は、ラップに小さい穴があいたものを使って下さい。
　細菌に対しては、抗生剤・抗菌剤を服薬しましょう。

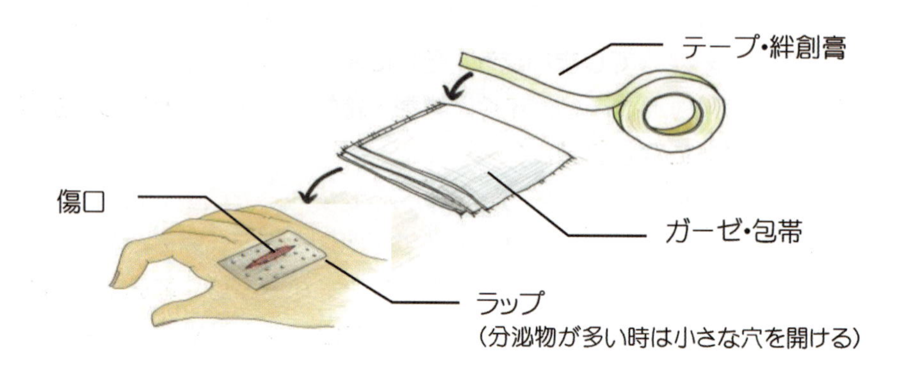

　カサブタや褥瘡ができてしまったら、仕方がないので、すばやくそれらを取り除き傷口からの浸出液が出やすくする事が大切です。

★ 傷口を乾かさないこと
（傷口に直接カーゼを当てると、傷口が乾いてしまうので禁）
★ 浸出液を溜めないこと
　やけど等で水疱が出来たら、破って同様にしてください。

（3）傷口を低圧に

傷口に持続的に吸引機を付けて低圧にしておくと、さらに早く治ります。

4　便秘について

（1）便秘とは・・・・腸管の水分不足

便秘というのは、便から尿や汗や気道から出て行く水分を便からとられ、便が硬くなって腸にたまっている状態です。便を出すのが遅れるほど、さらに水分が取られ便がどんどん硬くなってしまいます。ですから、そのような方が繊維質の多い物を食べたからといって、すぐには便が出るようにはならないことが多いでしょう。食事が細いほど、特に便秘になります。特に夏場は汗をかきますので、要注意です。

（2）まず、水分をたくさん摂って下剤を使いましょう

従って、まず下剤を使い、また水分や野菜をたくさん摂って、毎日便が出るようにしていくわけです。お尻から大腸ファイバーをする時は4000ml～6000ml位の水分を飲んでいただきますよ。もし、それでも時に便が出なくなったら、たくさんの水分を一気に摂って（2000ml位）浣腸してみて下さい。1日でも溜めずに便を出して腸の弾力性をなくさないようにすると、最適だと思います。

そこで、毎日便が出るようになる量の下剤を飲みます。次に食後が良いのですが、例えば、朝食後や夕食後の決まった時間に、毎日便を出すようにします。そして、腸が1日のリズムを取り戻して働くようになってから、今度はさらに、繊維質の多い物（きんぴらごぼう、おから、わかめ、昆布、わらび、こんにゃく等）を多く食べるようにし、水分も1000ml、2000mlと一度に飲んで、下剤をだんだんと減らしていくわけです。

下剤は長く使うと脱水を起こします。やがて止められるように頑張って下さい。

（3）運動は、腸の動きを良くする

そして、ジョギングをしたり、膝を出来るだけ高く上げる運動をしたり、早足でよく歩くことも腸の動きを良くしますので、便を出やすくします。このようにどんどん運動をして、腸の排便のリズムを正常にしていきながら、さらに下剤をなくしていくわけです。

そうやって、下剤を使わなくても便が出るようにして下さい。

初版　H13年　アサワ医院　オリジナル

5　快適な排便の為のトイレの話

現在、日本人の約95％が死ぬまでに痔になったり、脱肛したりすると言われています。また、年を取ると誰でも排便が困難になったり、そそうをしてしまったりしますね。そんな時に便利な、トイレについてご紹介します。

（1）下の方も清潔に

私達は、歯を磨かないと虫歯や歯槽膿漏になってしまいます。のども、うがいを怠っていると、荒れたり、痛んだりしますね。消化管の上も下も同じ事です。下の方も、常に清潔にしていれば、痔などの病気も少しは減ってきます。

昔はただ紙で拭くだけでしたが、最近はお湯が出てくるタイプのトイレ（ウォシュレット）が普及してきていますね。しかし、それでは、お尻の表面しか洗えません。清潔にするためには、もっと肛門の中の方まで洗う事が必要です。

（2）お風呂にシャワー付きのトイレを

肛門の中の方まできれいにするためにアサワ医院が提案したいのは、“和風のお風呂場に、普通のシャワーの付いた洋式のトイレを作る”ことです。シャワーを上手に絞って、シャワーの口を肛門にうまく押しあてて、肛門の中、10㎝位まで３～４回洗うと、排便も簡単で短時間で済み、痔も出来にくく、また出来ても痛まないようになります。

また痔の手術をした後、痛くて排便しないでいると便が硬くなります。その状態で無理に排便しようとすると、痛くて排便出来ません。

痔の手術後の痛みは、便汁が付くために起こります。ですから、お湯で肛門の中の方まで洗うとすぐにきれいに痛みがとれます。強力な坐薬や、注射でとれなかった痛みですら、すっきりとます。便が出にくい時も、お湯を上手に入れて便を溶かすようにして出すと、楽に便が出て、浣腸をするときのようなイヤな気分になることもありません。術後、非常に快適です。

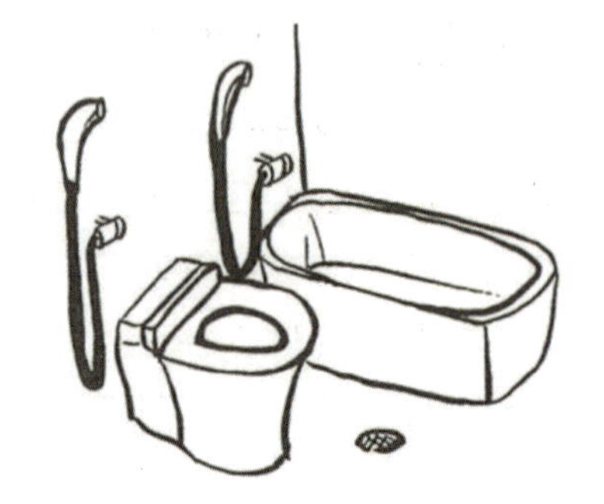

普段から便秘の方もシャワーを上手に使うと、自由に短い時間で気持ちよく排便することが出来ます。便秘の方、脱肛の方にはもってこいです。是非お試しになって下さい。

今後お風呂場を改造するときには、是非、お風呂場の洗い場にシャワー付きの洋式トイレを作ることをお勧めします。また、座ったままシャワーができるように、シャワーの留め金を低い位置にもセットしておいて下さい。もちろん洗い場の排水もしっかり取り付けて、水がジャージャー流せるようにして下さいね！痔の予防や術後のケアだけでなく、年をとって、そそうをしてしまいそうな時などにも、とても便利で安心ですよ。

どうして痔になるの？

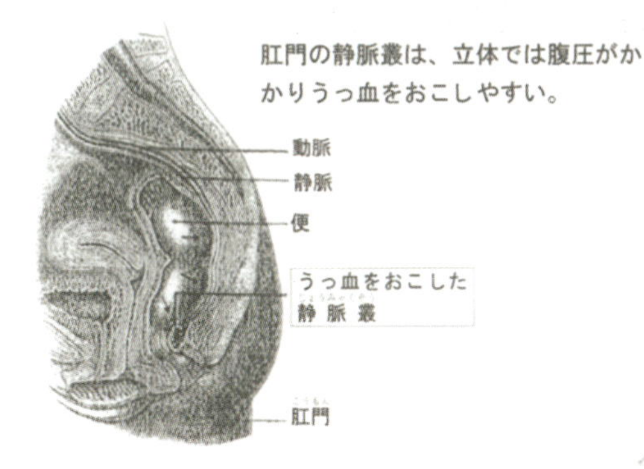

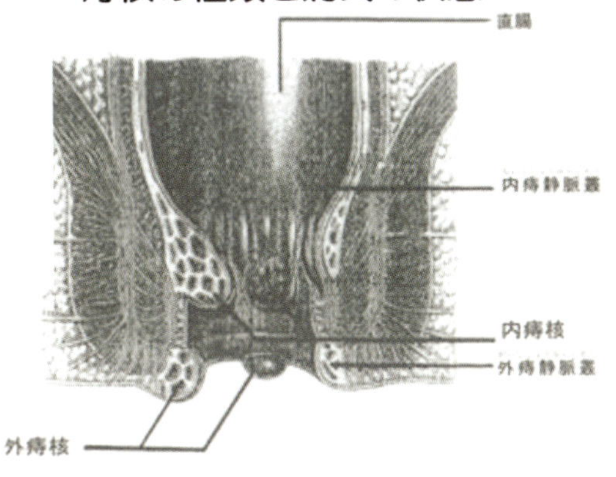

『腸の中まで洗わないといけないワケ』

痔というのは、肛門内膜からもぐら道（瘻管）ができて、膿がお尻とか、お尻の皮膚の下とか、または、腸管内膜同士に運ばれる状態です。

だから、肛門の中の直腸まで洗わないと、あるいは手術をして閉じないと良くなりません。ですから、手術後も洗っていると良いわけです。

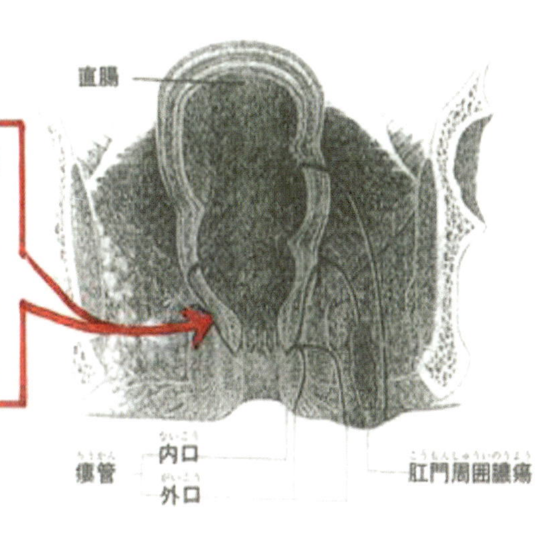

6　女性の膀胱炎予防について

排便時の細菌が膀胱に入って膀胱炎を起こすことが殆んどです。

① 排便後、前から後に拭く

② ウォシュレットは、2回する。
１回のウォシュレットだけでは、本当はきれいになっていません。
茶碗を洗うときでも、湯を掛けているだけではきれいになりませんね。
湯を掛けながらこすらないと。従って、お尻も１度ウォシュレットをして拭いてもう一度同じ事をして下さい。

③ 男性も排尿後、お竿を振るだけではだめですよ。トイレットペーパーを竿先に押し当てて、残汁を拭き取っておいてください。

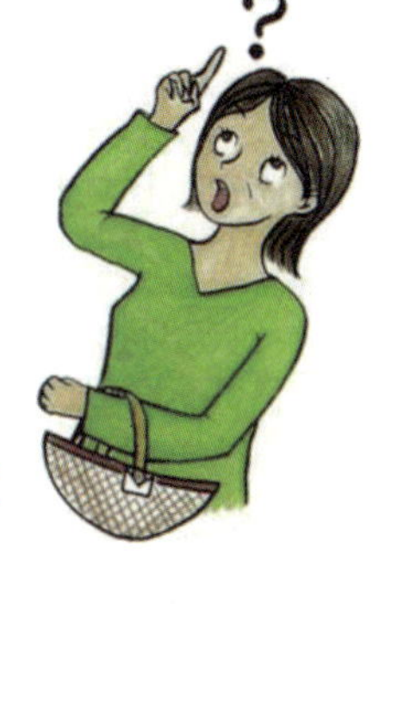

7　アレ？ 何だっけ？ あの人の名前は？

（1）こんな症状ありませんか？ 加齢によるものだとあきらめていませんか？

1. 人の名前が出てこなくなった
2. 怒りっぽくなったり、イライラするようになった
3. 物事に対する興味・関心が薄れてきた
4. 毎日の日課が時間がかかるようになった
5. 仕事や作業が失敗することがある
6. 計算がめんどうになってきた
7. 同じことを何度も言ったり聞いたりすることがある
8. 水道やガス栓の閉め忘れをするようになってきた
9. 時間や場所を間違えることがある
10. 慣れているところで、道に迷った

（2）人間は誰でも年と共に、少しずつは、ぼけていきます

50才過ぎたら、脳細胞を元気にさせる **フェルガード** を

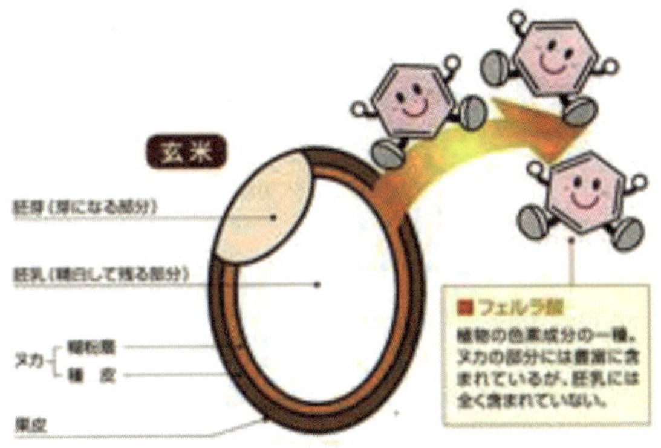

ガーデンアンゼリカ
（セリ科）

or

バコパモニエラ
（ゴマノハグサ科）

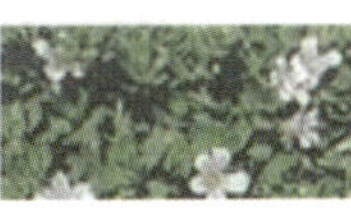

① フェルガードとは（脳等の細胞栄養不足成分）

それは、**フェルラ酸**（米ぬか）と**ガーデンアゼリカ**（西洋セリ）からできています。

「この自然食品の２種類だけです。韓国では健康保険適応です。」

② フェルラ酸（白米という不完全食品を補うコヌカ成分）

植物の細胞壁を構成するポリフェノールに一種です。強い抗酸化作用を持ち、活性酸素を除去します。また、解毒作用や抗炎症作用があります。

脳の老人班形成阻止

③ ガーデンアンゼリカ（西洋トウキ）
（昔は皆が食べていたセリ成分、今は忘れられている）

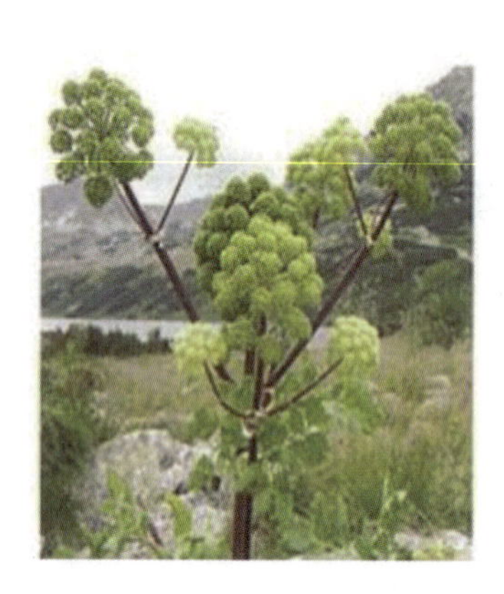

セリ科シシウド属の二年草、または多年草です。北半球の広い範囲に分布しています。全草に強壮、消化促進に優れた薬効があり、貧血・鼓腸(腸管内にガスがたまる状態)の改善、利尿、発汗の作用にも効果があります。欧州を中心に、古くから薬用、食用のハーブとして用いられていますが、日本では食品扱いになっています。

- **神経ニューロン新生作用有**
- **興奮作用有**

④ バコパモニエラ（ハーブの一種）

ヨーロッパ、北アフリカ、アジア、南北アメリカに分布するゴマノハグサ科の多年草。茎は30cm程に生育する。茎はまばらに分枝し、卵型の楕円形の葉が左右に向かい合ってつく。和名はオトメアゼナ。インドの伝統医学（アーユルヴェーダ）で利用されてきたハーブのひとつである。日本には観賞用の水草として導入されているが、在来種との競合、水田への侵入のおそれから要注意外来生物とされている。俗に「記憶力が向上する」「不安が軽減する」などといわれている。

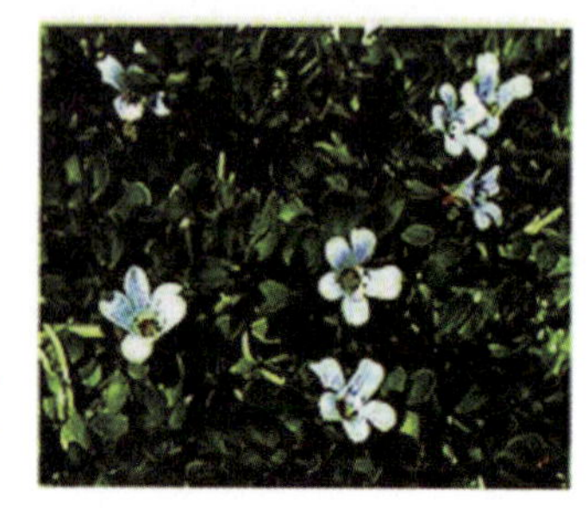

作用としては①抗不安作用、抗鬱作用、②ストレスの記憶低下作用軽減、スコポラミン、電気シ

ョック、フェニトイン、モルフィネなどによる記憶低下作用を抑制、③記憶力向上（高齢ラット、アルツハイマー病の動物モデル）等が示唆されている。作用機序については、星状細胞の産出する過剰のNO（iNOS）を抑制するなど、抗酸化＆抗糖化作用（脳内Protein carbonylが減少）が推察されている。

- 特に発語機能委を良くします

—— 以上のようですので、副作用は先ず心配ありません ——

⑤ フェルガードの種類

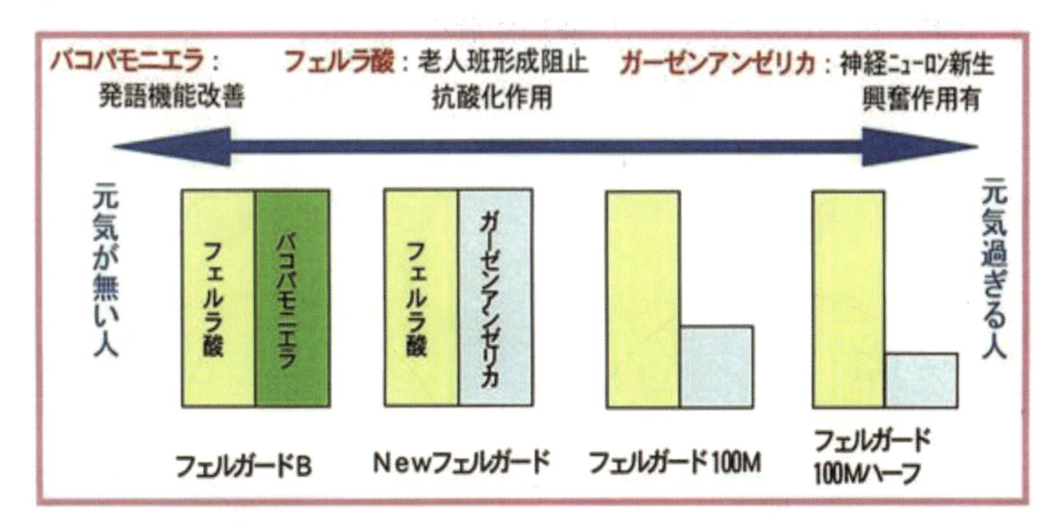

⑥ 目的別使い分け

——認知症になる、その前に早めにフェルガードを！——

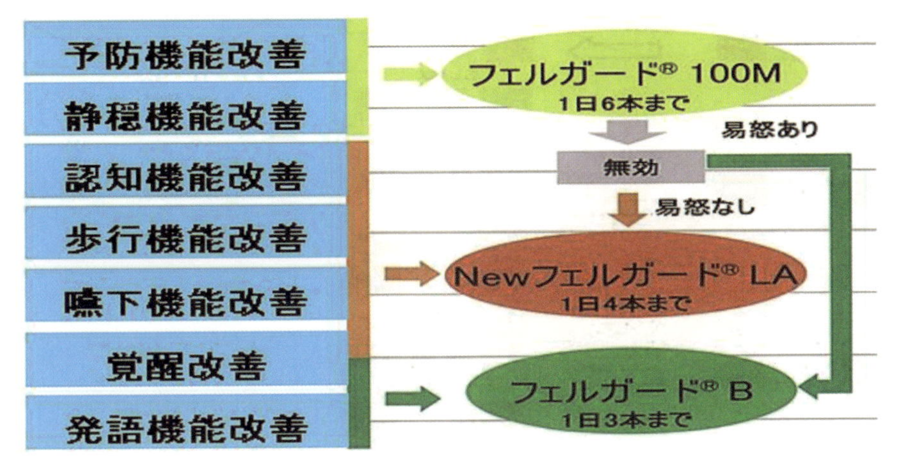

⑦ 認知症だけではありません

◎ 白髪がなくなってくる人もいますよ。

◎ 神経細胞を元気にします。

◎ フェルガードを知っている多くの医師が、御自身でのんでいます。医者がボケては、困るからだそうです。

◎ だれでも５０才を過ぎたら、フェルガードを服用している方が良いかも知れません。ぼけてしまってからでは損ですからね。

もしかしたら子供の頃から服用している方が、頭も良く働き、優秀な仕事が出来るかも知れません。

⑧ 針時計の絵が描けない人は運転が危ない

例えば 10 時 10 分を指す針時計の絵、あなたはきちんと描けますか??

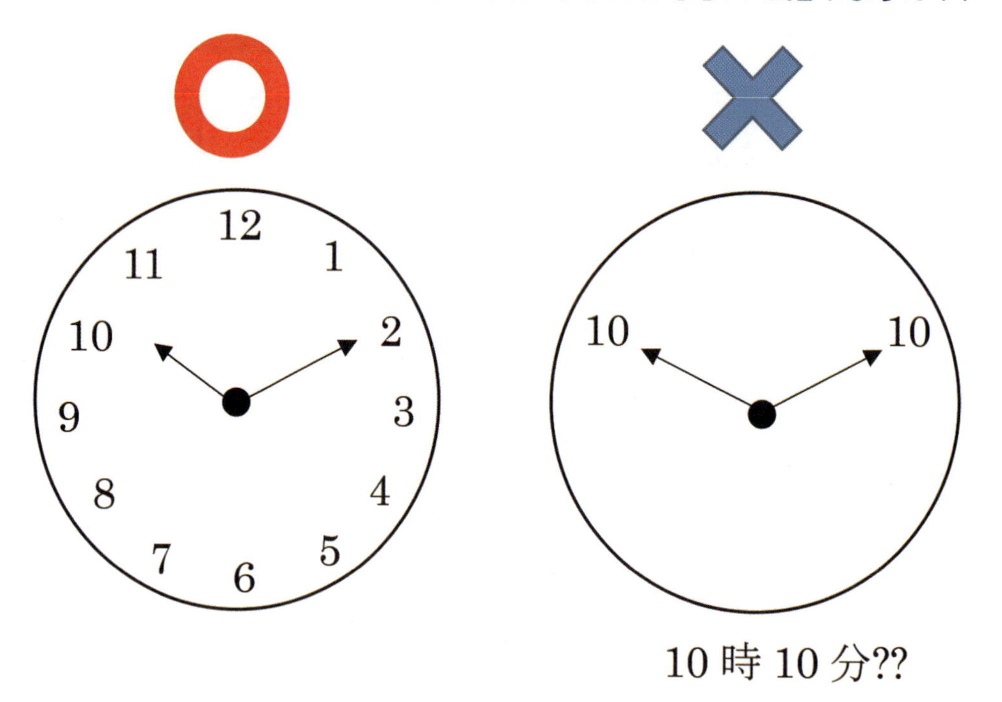

8　認知症治療の注意点

（河野和彦先生の認知症ケアをお読み下さい）

（1）診断名に固守せず症状の変化とともに治療薬をどんどん変えていくこと

- アルツハイマー型
- レビー小体型
- ピック病
- 正常圧水頭症
- 脳梗塞症
- ビタミンB1、B12欠乏症
- パーキンソン病
- 鬱状態

これらが混在していることが多く、また脳細胞の弱っている場所が増えるに従って、症状が増加したり変わっていっているのに、最初の診断名通りの治療を更に押し進めて行くため、それら薬剤の副作用の方が強くなって、うまくいかなくなっていることがしばしばみられます。治療は病名よりも症状によって種類、薬剤量を即座に変えなければいけません。

鬱状態を改善して、意欲を出させることは全ての病気を治すことに大切なことです。

（2）運動療法が出来たら最高

薬剤治療でよくなってきたらパワーリハビリ。次に夕方の30分以上のジョギングを行えるところまで持って行けたら完璧です。薬剤治療だけだと、１年を過ぎると症状がだんだん下り坂になってしまいます。

人間の手足、口、目、耳等の全てをより良く、多く動かしてこそ、受け持ちの頭の各所の細胞も元気になるというものです。（前述の如く）

（3）フェルガードは、どの認知症でも服薬すること

先述の如く。一般の人も、“物忘れが起こったかな” と思ったその時から、服用すること。

（4）脳細胞の老化衰退を防ぐには

各種認知症・パーキンソン等は、脳細胞が死滅していく病気です。

これを防ぐには、良好な睡眠をとることが何よりです。そして、体の各所全部を、ストレッチと運動して、脳を適切に刺激すること。無論太陽に合わせた生活が大事なことは先に述べさせていただいた通りですが、その他世の中が気付いていないことをお話します。

（Ⅰ）脊柱管狭窄症があって脊髄液の流れが悪くなり
脳細胞代謝副産物の処理が上手くいっていない場合

① 狭窄症の手術をするとよく寝られるようになる。
② 脳脊髄液のバイパスを胸中やお腹に作る。

以上により脳代謝がうまくいくようになり、よく寝れて脳細胞の老化破滅が食い止められることもあります。

（Ⅱ）睡眠時無呼吸症候群を治す

この病気はパルスリーブ検査で確定出来るのですが、世の人が考えている以上に５０歳を過ぎたら多くの方々にあると思われます。

睡眠中に血中炭酸ガスが増加し、酸素が大変低下していても本人も家族の方も気が付いていないから大変困るのです。若い健康な人でも、2分間脳血流が止まると人間の脳細胞は死滅してしまう程弱い細胞です。まして、年をとって少し弱りかかっている年輩の方の脳細胞は、もっと短い時間で死滅してしまいますので、血中酸素濃度が低下することは大変怖いことです。そこでパルスリーブ検査の悪い方々はCPAPも良いですが、口腔外科でいびきをかかなくするマウスピースを作っていただいて寝ますとびっくりするほど改善されます。是非お勧めです。

脳細胞がなくなっていくということは人間がだんだん減っていくということです。恐ろしいことだと思いませんか。

運動すると脳血流量、血流速度も増加・脊髄液還流も速く増加するので、脳細胞代謝機能が良好となります。

（Ⅲ）フェルガードやTPA、HADを増やす薬（抗酸化物質）を服薬することです。

9　何と言っても
脳梗塞・心筋梗塞・その他の血流障害には

抗血小板剤　凍結乾燥ミミズ食品「プロルベイン」（血塊除去）
　　　　　　または、「プレタール」
＋
抗コレステロール剤　スタチン系＋エゼチミブ系
＋
抗カルシウム剤

＝血管内石灰化予防及び腎石・胆石予防＝

（シュウ酸が血管壁石灰化・腎石・胆石を作る）

① カルシウム（低脂肪牛乳製品）を毎食少量摂取
② 脂肪の摂取制限

お茶・野菜・果物等を始めとして、食物にはシュウ酸が含まれています。シュウ酸が腸管から血や胆汁に吸収されると、頑固な血管内石灰化や又腎臓や胆のうに石が出来やすくなります。ところが食事ごとにカルシウムを一緒に摂ると、腸管内のシュウ酸と結合して便になって排泄され血液に入っていくシュウ酸が減少します。ですから、3食とも**少量ずつ**低脂肪牛乳やチーズ・ヨーグルトなど、カルシウムを多く含むものを、是非一緒に食べて下さい。コーヒーも紅茶も、ミルクコーヒーとミルクティーですよ。

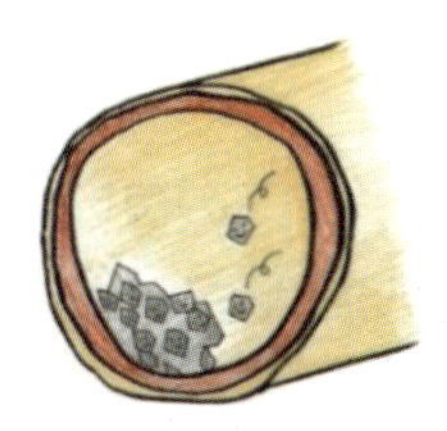

進行する頑固なカルシウム沈着
シュウ酸カルシウム

以上のようにして、悪玉コレステロールを正常の一番低値（60位）に何年も下げておくと　**血管内の凸凹が小さくなる!!**

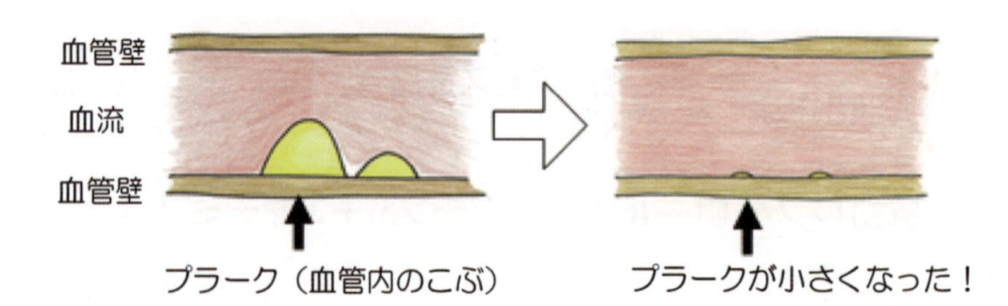

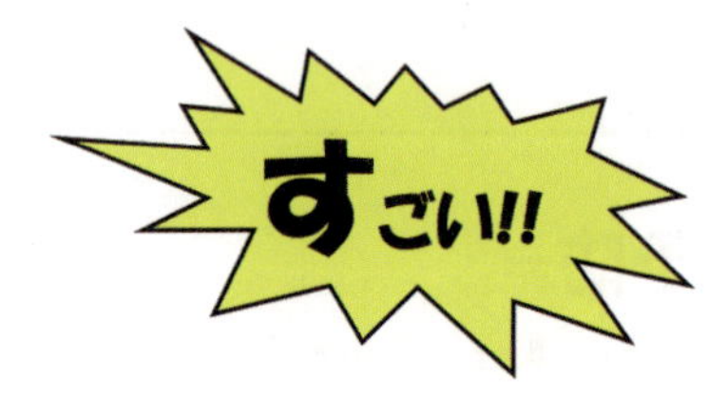

◎脳梗塞にも心筋梗塞にもならずに済んだ人も多いですよ！

◎血圧正常化、肩こりも上下肢の血流も良くなっちゃった人もいるんだよ！

――――――　頚動脈エコーをしてみてください　――――――

10　慢性腎障害（CKD）の注意点
（腎透析になるまでは）

（1）蛋白質摂取（蛋白質が尿毒素（尿素窒素）を作る）

① 肉（牛・豚・鳥）
② ハム・ソーセージ
③ 豆腐
（①〜③）禁止

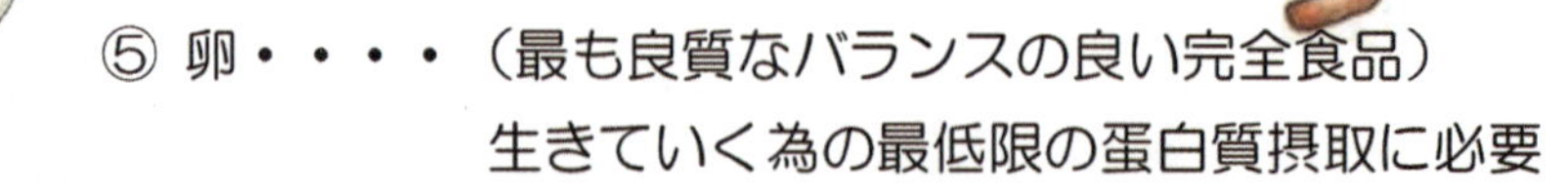

④ 魚・・・・しがんで出す
⑤ 卵・・・・（最も良質なバランスの良い完全食品）
　生きていく為の最低限の蛋白質摂取に必要

（2）ACE阻害剤・ARB剤・ネプリライシン阻害剤を服薬する
（3）水分・大根・瓜類・菜類を多く摂取する、特に朝食を充分摂取する
（4）なんといっても、充分睡眠をとる

11　歯と口、喉のお手入れは間違っています

（1）歯磨き粉の他に
食べたらすぐお湯で洗い流し、
なおかつ口をグチュグチュ20分

① 日に何度も磨くと、歯や歯茎が傷む。特に歯磨き粉を使うと傷みやすい。
② 歯間や歯肉、口腔はキレイにならない。
③ 奥歯は洗い難い。
④ お湯が出ている歯ブラシで汚いものを洗い流しながら歯ブラシを動かさなければ、本当はキレイにならない。さもないと、あちこち汚い物を動かしているだけなのです。
⑤ 歯肉を硬めの歯ブラシでマッサージすること。

（2）歯間の洗い方

水道の蛇口からホースをつなぎ、ホースの先にキセルの先を付けてお湯を噴出しながら、歯間歯間を裏表からあてて歯間や歯肉を洗い落として下さい。非常に早く洗えます。

歯間ブラシでは時間が掛かるし、面倒ですし、お湯が出ていないので、洗い落とせていません。歯ブラシからお湯が出てくるものを使いましょう。

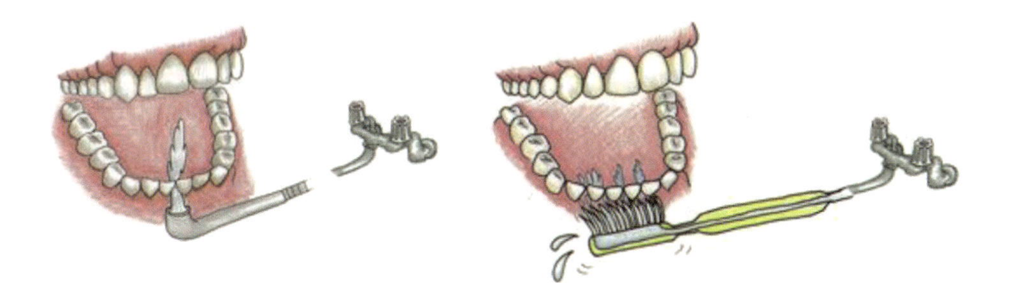

★ 市販のウォーターピックでは、水が細く鋭過ぎて歯肉が掘れてしまい、かえって歯肉炎を起こします。

（3）歯医者さんもビックリ！！―― 口をグチュグチュ15分 ――

食べたらすぐに、蛇口ホースの先からお湯を噴出させて歯間と奥歯を洗った直後に、毎回ひと口お湯を含み、グチュグチュと15分くらいやっていると、歯茎もしっかりして歯医者さんもビックリします。

唾液には殺菌力と痛んだ歯肉の修復力があります。歯肉がしっかりして、歯のグラグラも治してくれます。虫歯にもなりませんよ！！これは絶対お勧めです。

（4）最後はうがい

最後にうがいを2、3回して、咽頭も清潔にして下さい。
扁桃腺も喜びます。うがいをしておかないと、食べ物の汁が後で歯の方に流れてきて歯を痛めます。

―― 以上を守れば、何十年も虫歯になりません ――

12 痛み止め

基本的には鎮痛剤というものは、痛みをぼかして頭の判断をごまかせるだけであって、痛みのある局所は良くならないばかりかその局所をそのままで使うので病は悪化してしまいます。　従って痛み止めは、“ゴマカシ剤”です。漢方薬を使ったり、何と言っても姿勢や運動の仕方を工夫し、生活を変え、本人自身がより強い体になるよう努めねばなりません。

（シップ、マッサージ、針灸等は治療効果有。
なんと言ってもパワーリハビリ）

★ 手術後疼痛がある時は、抗生剤の使い方にもう一工夫必要なことが多いです。手術時には単品の抗生剤しか使わないことが大多数なので、種々の細菌感染が阻止できていないことがあります。術前（前の日）より2種類の抗菌剤を服薬し続けていることが重要です。

★ 急性の痛み、特に打撲は2，3日冷やした方が良く、慢性の痛みは温めた方が良い場合が多い。要はお風呂に入って温めた方が気持ち良ければ温める。鈍い痛みが起これば冷やすことで決まります。

13　ポックリ寺

人間は、死ぬ直前まで元気でいたい。その願いを叶えてくれそうなのがポックリ寺。

長く寝ている闘病生活は嫌だということですが、神様は、寺社・仏閣・教会・聖地・墓地に特に多くおられるわけではないというのが科学的考え方ですが、信じられる方は、おられると考えることでストレスが減りますので、少し長生きになれるかもしれません。“信じる者は、救われる”です。

でも実際は、人は90歳過ぎる頃まで喋ったり、おトイレに一人で行ったり、歩いたりして元気に暮らしていないと長患いになってしまいます。元気に暮らしていた人が90歳過ぎてから患っても、闘病生活は、1～2日で済みます。

男性95歳以上、女性100歳以上まで、この本を熟読して、元気で、それらの年齢を迎えて下さい。“神は自ら助くる者を助く”です。“怠け者の神頼み”になりませんように！！

この世は、楽をしていては元気で生き抜けません。

14　老年症候群

年をとって膝が痛いからといって運動を減らしてしまいますと、他の部所の筋肉や頭も弱ってき、体中病気だらけになるということですが、逆に申せば、例えば、夕方楽しく毎日ジョギングをしますと20日間で体全体がはつらつとし、頭の機能の良くなり、気分も高揚し、元気になり得るということです。

このことは老年ばかりでなく、赤ちゃんから100歳まで言えることです。あなたの年齢や体調に合わせて、よく睡眠をとってより元気になる工夫を毎日しましょう！

★ 無為萎縮

使っていない部位はだんだん萎縮して、たった20日間で使い物にならなくなる、ということ。筋肉も、骨も、頭も、目も、耳も、手も、足も、口も、すべてよく使って下さい。

★廃用症候群

体のあちこちが無為萎縮を起こし、ポンコツ人間になってきたということ。

15　一人介護を目指して

寝たきりになった時に、丸裸にされて、多くの身内ではない介護者の前にさらされるのは、ご本人様にとって、人間として苦痛です。また、人手も多くかかり、しかもそれほど綺麗に洗い流してくれる訳ではありません。

寝たきりになった時

皆さんはどちらの介護を希望されますか？

【現在の介護施設での入浴】

寝たきりの要介護者は機械を使い、数人がかりで体を洗います。しかし、浴槽はお湯が汚れていても変えることなく、次々と入浴します。

また、大勢に裸を見られるのは精神的に苦痛です。

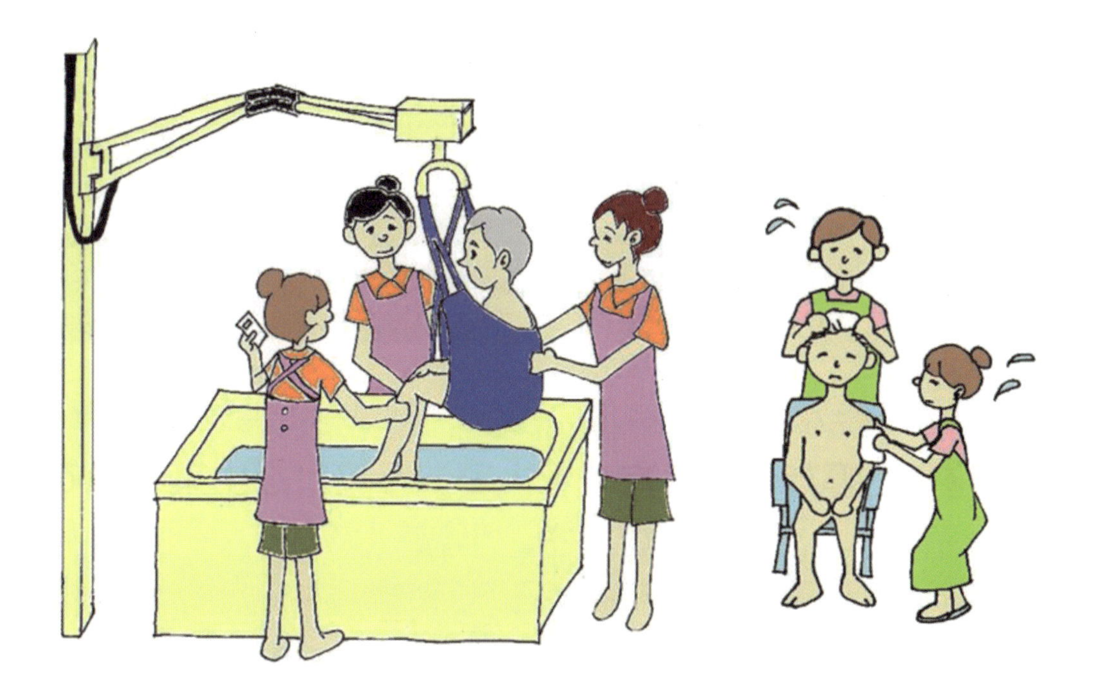

これで本当に体を洗ったと言えるのでしょうか？

そこで

寝たままベッドで「体を洗う方法」です！

【 家族で引っ越してきて下さい！ 】

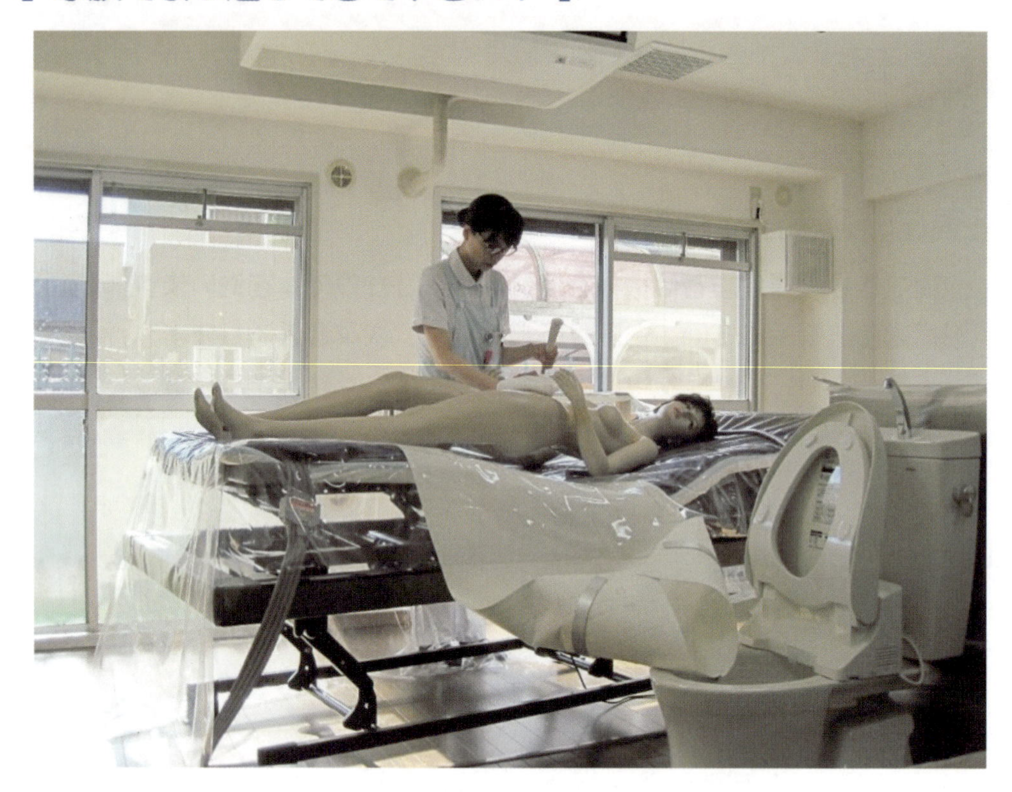

さらにこの方法ならば、

誰でも寝たきりの方を１人で洗うことが出来るので
恥ずかしさ、半減

人手も、大掛かりな機械も必要ありません！

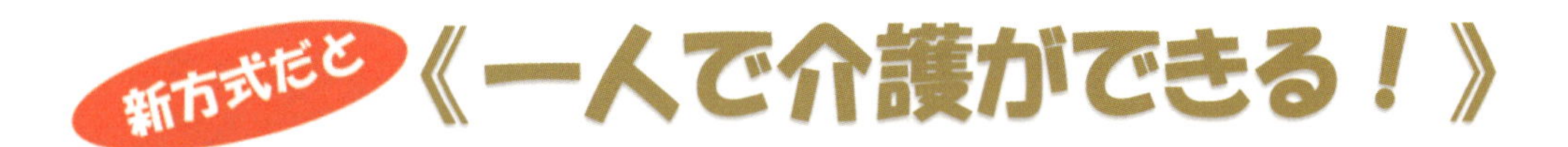

① 誰でも介護ができる！

・施設では、多人数でプロの方が上手に介護をすることは出来ますが…
見知らぬ介護士よりも気心の知れた家族や近親者に介護をしてもらったほうが、本人にとって安心感がもてます。

② 床暖房・エアコン完備されている

・シャツ１枚で年中、快適に過ごすことができる

③ 一人で全身を洗ってあげる事ができる　・・・ベッド上で

・ギャッチ up ベッドで角度・高さが調整できます
・ベッドサイドに手すりもつけられるので、転落防止できます。

④ 天井に吹き出し温風がついている

・体を洗った後、すぐに乾き、拭く手間も少なくなります。

⑤ 洗濯物は大型洗濯機（コインランドリー同様）で洗い、乾かすことができる！

・使用後の衣類やシーツ・タオル類は備え付けの大型洗濯機でまとめて洗うことができ、ガス乾燥機付きな為、洗濯したものを干す手間がない。何よりガスの熱で衣類やシーツ・タオルについたダニや細菌・ウイルスを殺すことができるのです！
・もちろん、普通の洗濯機・ガス乾燥機もあります！

⑥ ベッド横にトイレ（水洗）がある

・水洗トイレが横にあるので、ベッドに掴まっていつでも自分で出来る。
・ポータブルトイレは掃除・処理は大変！

⑦ １フロアになっている

・常に要介護者を一人で見守ることができ、いつでも（他の仕事をしながらすぐに危険を察知できます。ベッドも横に並んでいるので、夜中でも安心です。

< ギャッチ up ベッド と トイレ・シャワー >

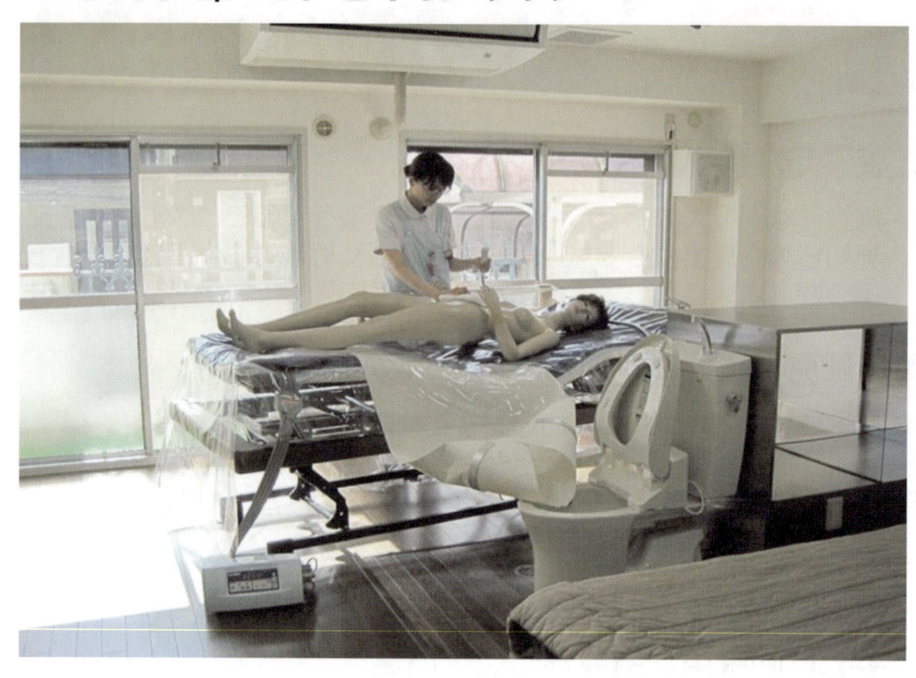

< 部屋の入り口 >

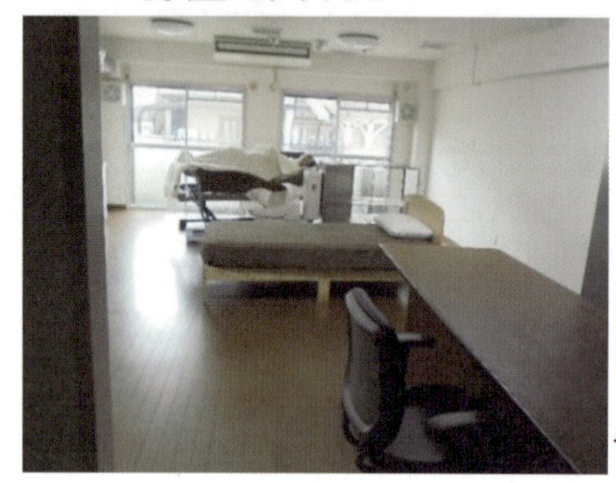

< 大型洗濯機（ガス乾燥機付） >

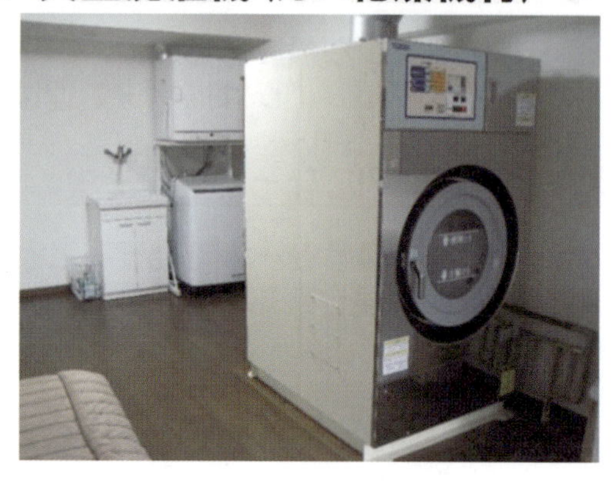

その他にも…

- ギャッチupベッドはエアーマットになっているので、床ずれが出来にくく治る可能性もある。
- 換気扇が窓際に2カ所あるので、いつでも空気を換気でき、臭気が籠もらない。
- カウンターキッチンなので、車椅子に乗ってテーブルで家族と食事が楽しめる。
- ＩＨキッチン・オーブンレンジになっており、火を遣わないので火事の心配がない。
- 照明やブラインド(遮光カーテン)はボタン1つで操作可能である。
- 介護者と要介護者の二人で生活する場合、要介護者様にベッド・浴室・お手洗いが設置されている。
- 寝たきりになった時には、家族で入所して介護できる。
- 窓が広くベッドで寝たまま日光浴ができ、開放的になっている。
- 寝たままTVが見れる。

＜ ギャッチ up ベッド（エアーマット）＞

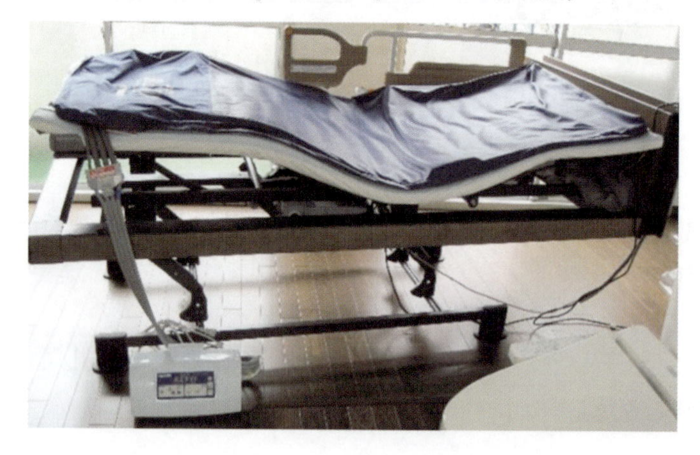

＜ カウンターキッチンでの食事 ＞

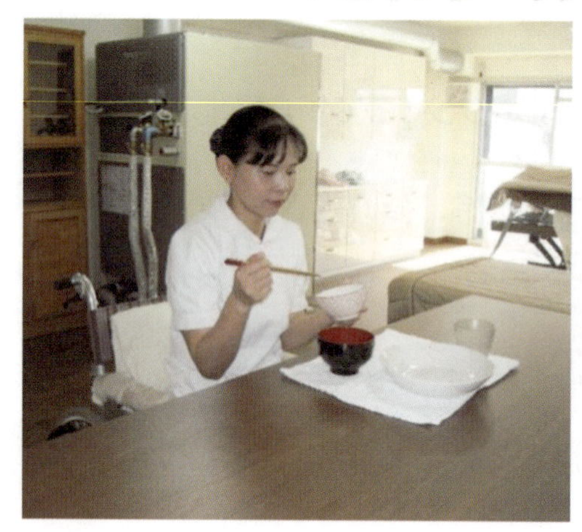

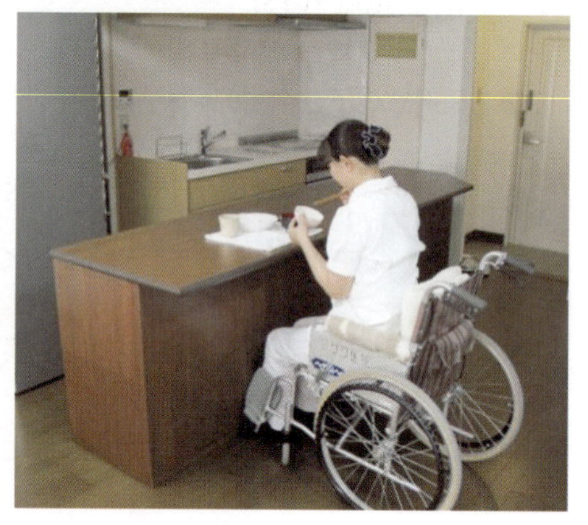

新方式が全国的に採用されれば、

介護費用がだいぶ軽減すると思います。

【 見取図 】

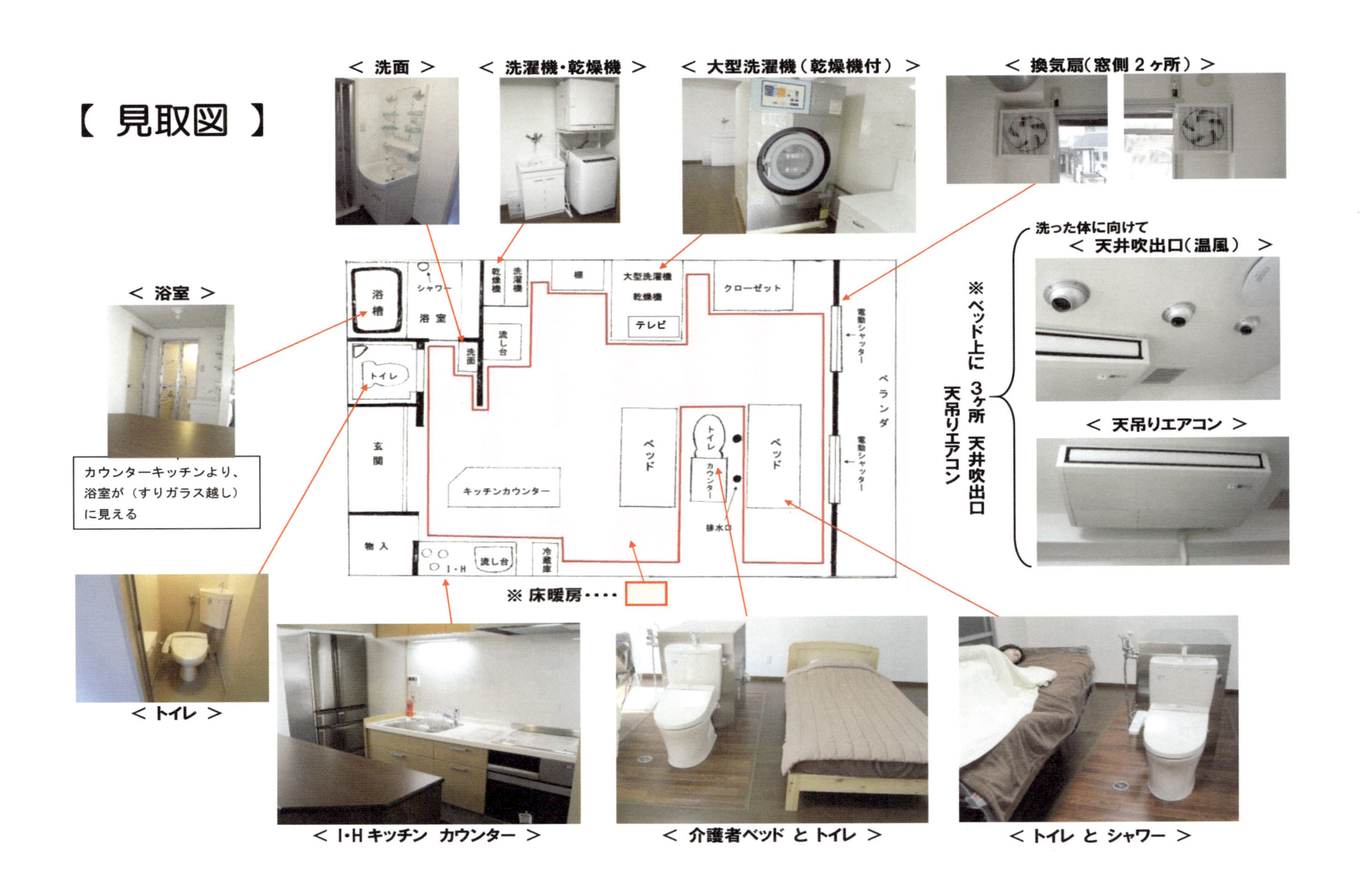

< 洗面 >
< 洗濯機・乾燥機 >
< 大型洗濯機（乾燥機付） >
< 換気扇（窓側 2ヶ所） >
洗った体に向けて
< 天井吹出口（温風） >
※ ベッド上に 3ヶ所 天井吹出口
天吊りエアコン
< 天吊りエアコン >
< 浴室 >
カウンターキッチンより、
浴室が（すりガラス越し）
に見える
浴槽
シャワー
浴室
乾燥機
洗濯機
流し台
洗面
トイレ
玄関
物入
I・H
流し台
冷蔵庫
キッチンカウンター
棚
大型洗濯機
乾燥機
テレビ
クローゼット
ベッド
トイレ
カウンター
排水口
ベッド
電動シャッター
電動シャッター
ベランダ
※ 床暖房・・・・
< トイレ >
< I・H キッチン カウンター >
< 介護者ベッド と トイレ >
< トイレ と シャワー >

16　再生医療

遺伝子組換や再生医療が脚光を浴びていますが、

① それを必要とする子供を作らないこと
② それを必要とする大人や老人を作らないようにすること

を、まず考えた生活をすることの方がさらに重要であり、社会全体に対する影響力が大きいと考えます。

17　寝る時間が短いから肥えるのではない

学者は、寝る時間が短い人が肥える、と講演しておられます。
夕食の理想は午後5時。遅くなるほど、お腹が空いて夕飯が美味しくなります。がばっと大食いして肥えます。そしてすぐ寝るが、寝る時間はもうあまりありません。
したがって、寝る時間は短い。寝る時間は結果であって、原因ではありません。
夕飯を午後3時か4時に食べてごらんなさい。あまり食べられませんよ。夕食時間が遅いから、お腹が空いて大食してしまうのですよ。学者様！
遅い夕食、肥えて寝不足、枯れた朝食→脳心梗塞

18　「寝腰」ってなぁ～に？

「なんで良く寝ているのに、腰痛がおこるの？」
「寝ずに起きていた方が良いのか！」なんて、考えたことありませんか？

① まず、ストレッチについて考えてみましょう。ストレッチは、1ヶ所40秒までが有効で、それ以上すると、疲れてきたり、かえって痛みを起こしたりします。このことが基本的に大事なのです。

② 体は、上半身と下半身が同じように動いている時は、痛みは出ませんが、ねじれている時間が長くなりますと痛みが出ます。
夜中に横向きになった時に、足だけが横を向いていたり、上半身または下半身だけが少し横を向いている等して、ねじれた姿勢の状態で寝る

ということは、40秒どころか、大変大変長い時間ストレッチしてしまうことになるので、痛みが出る訳です。

③ 横になって寝る時は、しっかりと上半身と下半身がねじれないように、上下一対で横になってください。このことが、寝腰を起こさない為のミソなのです。

19　こむら返り防止・下肢のストレッチ

毎日、眠前と起床時　各40秒！

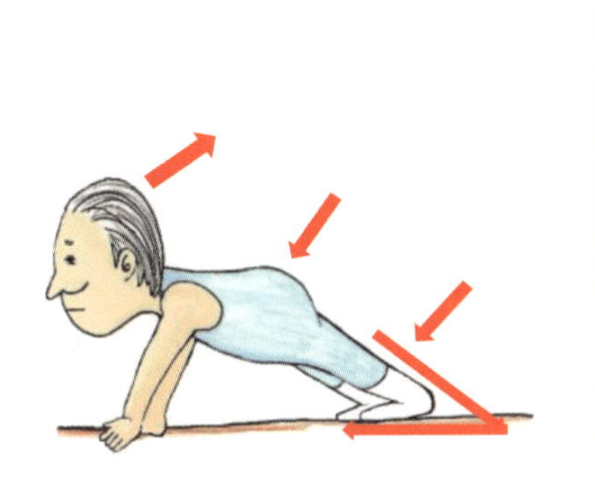

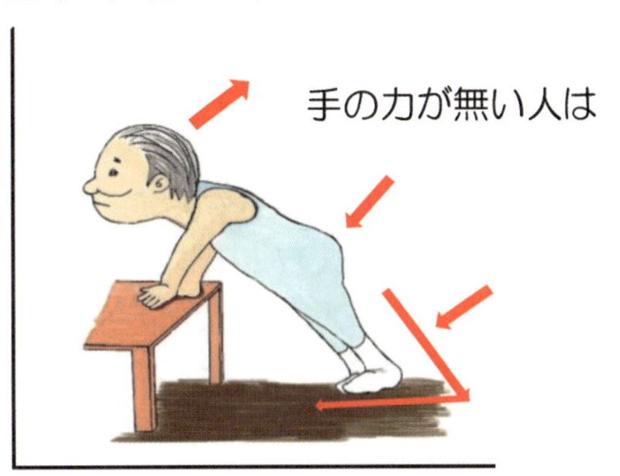

20　腰痛防止・腰のストレッチ（畳・布団の上で）

毎日、眠前と起床時　左右各40秒！

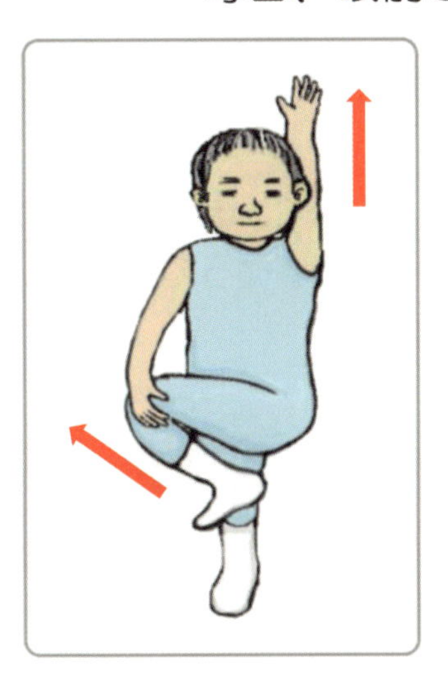

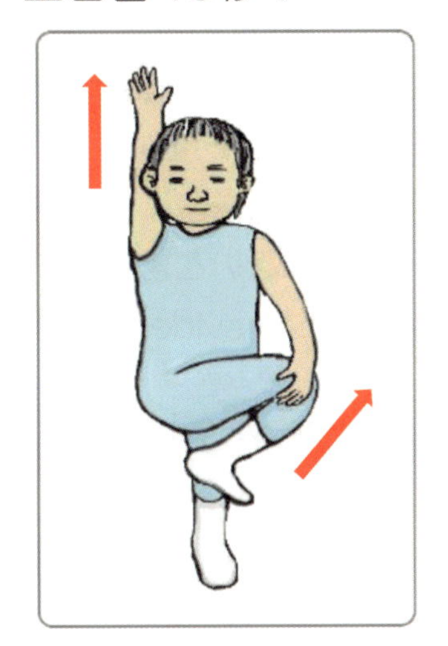

21　evidenceの弊害
～ストレス以上に体に影響を与えるものはない～

現代の学会は、evidenceの無いものは価値が無い、と決めつけている時代ですが果たしてそれで良いのでしょうか？

物事の真実は、統計処理できないことの方がはるかに多いと思います。

例えば人の感情の度合い、嬉しさの度合い、悲しさの度合い、ストレスの度合い、辛さの度合いを数値で表現できますか？　これらはevidenceでは説明不可能です。

だからと言ってこれらの度合いを放っておいて、脂肪と塩とだけで血圧を語り、寿命について述べていていいのでしょうか？　ストレスの方が寿命や人生に与える影響ははるかに大きいと思います。

evidenceのとれた事柄でも、誤解があります。見方が違っているからです。寝る時間が短い人は肥える、という考え方もそうですね。母乳とミルクの子供のどちらが下痢をするかの統計をとりますと、母乳と出てきます。では、母乳はミルクよりも劣るのかと申しますと、明らかにそうではありません。ミルクの子供は母親が仕事に出ていて、決められた時間にしかミルクを飲ませてもらえません。一方母乳の子供は、母親が家にいて、子供が泣いたら母乳を飲ませるという不規則な与え方をしているケースが多いため、子供を下痢させてしまうのです。ミルクの質の問題ではなく、食べさせ方の問題なのです。（ただし、ビタミンDは、日光に当たらず、また日光に当たっていない食品を摂取している母親からでは不足している。）

以上のように、evidenceも一方向のみの見方で、その統計を解釈してしまう怖さがあります。

現代の研究者は鋭く深く物事を見るようになっていますが、大局的見方の出来る人がいないと言っても過言ではありません。従って、細かい事だけに目を向けていくevidenceの弊害があります。

22　抗菌剤の使い方

① 手術を受けるときの“コツ”

手術はケガをしたのと同じ被害を受けます。手術中に細菌が入り込みやすいのです。そこで、病院ではセファロスポリン系等の抗生剤を1種類投与しておくだけです。術後に発熱や疼痛が起こったりするのは、この抗生剤では死なない菌が増殖してくるためです。ですから、術後4～5時間前から細長い菌に効く抗菌剤と、もう1つ球菌に効果のある抗生剤を日に4回服薬していると、術後の発熱や疼痛も起こりません。

② 発熱、咳が出る、下痢をしている時で、細菌によるものと思われる時

抗生剤を使って細菌を殺すのですが、菌検査をしていたら1週間ほどかかってしまいます。したがって世の中は当てずっぽうに1種類だけの抗生剤を使っているわけですが、大雑把に申しますと、丸い形の菌か長細い形の菌かによって、使用する抗生剤は全く異なるわけです。早く治療したい時には1つの抗生剤ではなく、両方の菌に効くように2種類の抗生剤を同時に使う方が、即効性が高まります。

23　果たして、地球の酸素は足りるのか？

100億人の人口、自動車や発電等に、たくさんの酸素(O_2)を世界中で消費増加させています。森林伐採は増えています。温暖化は進んでいます。オゾン(O_3)層は大きくなり、どんどん薄くなってきました。

人間の吸っている21％の酸素(O_2)が減った分、オゾン(O_3)から供給を受けているのではないでしょうか？それであれば、いずれオゾン(O_3)もなくなり、人間の吸う酸素(O_2)も薄くなって苦しくなるのではないでしょうか？オゾン層が破壊され、窓が大きくなるほど、夏は太陽光線が強くなって猛暑となり、冬は放射冷却が強くなり厳寒となるのではないでしょうか。

学者さん方の計算が誤っていなければ良いのですが!!

もう、人間同士がケンカしているどころではないのではないでしょうか？

動物全滅の危機が、もう目の前かもしれません。

健康革命

アサワ医院に来院された、延べ25万人以上の患者さんの99%は生活が悪いです。

すなわち寝るのが遅い、寝る時間が短い、夕食が遅い、朝食が貧弱です。

女性の生理が28日周期であるのは月の回転と一致しています。体内時計は太陽と一致しています。すなわち太陽が暗くしたら寝て、明るくしたら活動すると体内時計やホルモンがよく働き一番元気になります。

人間は80年くらい前まで何億年間と、夕陽を見たら、暗闇になるから早く食べて寝なきゃという遺伝子を培ってきましたので、夕陽を見ると食欲が出ます。有名な料理屋さんは提灯ランプにしてあります。その方がお客さんが料理を美味しいとおっしゃると経験的に分かっているからです。そして、夕陽と共にだんだん暗くして、午後8時くらいに真っ暗にして就寝して脳波をとるとノンレム睡眠になっていて熟睡しています。
子供たちも19～20時頃に寝る子が最も成績が良く、短い時間で物が覚えられ、記憶力がよくなります。お相撲の白鵬さんはこのことを知ってか、良く寝て修行に励んでおられます。

ところが、電気・テレビの時代になって夕飯が17時から18時となり、白黒テレビが18時から19時、カラーテレビが19時から20時と夕飯をだんだん遅らせ、睡眠時間も短くしました。

昔は赤ちゃんは一貫目、すなわち3750gが平均でありました。最近は2700gくらいあればよかったと言われます。親の生活が悪ければ、作物である子供も小粒です。
すなわち弱く貧弱な子供が多くなります。ここにアレルギー症状や、種々の奇病が起こる起因があるのかもしれません。

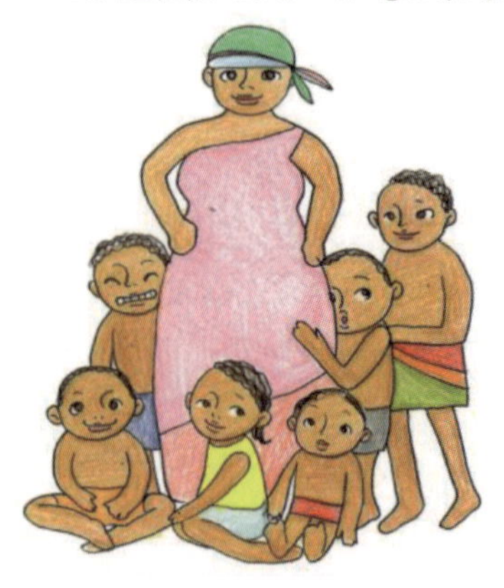

もしも、国をあげて学校も、職場も出勤は9時ではなく7時、退社は17時ではなく15時、20時からテレビ放映禁止にしましたら、みんなが健康になり、様々な病気は激減し、子供はいくらでも生まれてくるのかもしれません。

現にアフリカでは電気がないので、子供はいくらでも生まれています。子供手当てだけでは解決しません。
なんでもお金を使えばよいというものではないでしょう。

■ 浅輪喜行（あさわよしゆき）プロフィール

1936 年 長野県生まれ
1962 年 信州大学医学部卒業
1963 年 京都大学にて7年間心臓疾患手術の麻酔に専従
1969 年 京都桂病院内科勤務(7年間)
1969 年 京都府長岡京市にてアサワ医院開業(48年間)
1973 年 京都大学医学博士号取得
テーマ:心拍出量変動の指標としての脈圧・脈数の意義

〈外来血圧日内変動についての主な発表〉

1990年05月26日　日本医事新報(第3448号)「6ページに渡って」
分時血圧より見た外来高血圧治療(540例)

仕事中、活動中を通して一日中分単位で血圧測定報告を行った。投薬する時間帯、薬剤の種類によってQOLがたいへん異なる。ACE阻害剤が最も優れている。効果不十分な時にごく少量のCa拮抗剤を追加使用する。低血圧患者に血圧上昇に合わせて、ACE阻害剤投与で良好。

1990年06月27日　Medical Tribune
降圧治療法･･･私ならこう処方する

夜間血圧が代償性頻脈を起こさないように血圧が下がっていることが重要。ACE阻害剤が第一。 そして、抗動脈硬化剤としてごく少量のCa拮抗剤を加える。
世の中は、反射性頻脈といっているが、反射ではなくて血圧の下がりすぎたことに対しての代償性頻脈である。

1991年11月28日　Medical Tribune
連続血圧日内変動と降圧治療

夜間血圧が代償性頻脈を起こさないように十分血圧を下げることが重要である。 高齢者は、Ca拮抗剤は日内変動をみないと危険。

著書

1999年11月 8日 『10年後の生死が分かる恐ろしい血圧日内変動』(出版)
2003年 1月27日 『これからは家庭血圧で正しい治療を』(竹林館)
2011年 1月 1日 『病(なやみ)があるからこそ
人よりも工夫して強くならねばならない』(竹林館)
2015年 4月 9日 『眠前血圧を4回測れ！』(竹林館)
2016年 8月 1日 『これ読まずして血圧、長寿、アレルギーを語るなかれ』(竹林館)
2018年 7月20日 『これぞ画期的な血圧判断』(竹林館)

アサワ医院　〒 617-0813　京都府長岡京市井ノ内下印田 13-4
TEL：075-953-1990　FAX：075-953-7615

改訂版 病(なやみ)があるからこそ人よりも工夫して強くならねばならない

2019年2月1日 第1刷発行

著 者 浅輪 喜行
編集者 浅輪 信子・川松 祐子
発行人 左子真由美
発行所 ㈱竹林館
〒530-0044 大阪市北区東天満2-9-4 千代田ビル東館7階FG
Tel 06-4801-6111 Fax 06-4801-6112
郵便振替 00980-9-44593 URL http://www.chikurinkan.co.jp
印刷・製本 ㈱太洋社
〒501-0431 岐阜県本巣郡北方町北方148-1

ISBN978-4-86000-386-9 C0047

定価はカバーに表示しています。落丁・乱丁はお取り替えいたします。